Charlotte Link

# SEI NELLE MIE PAROLE

Traduzione di Gabriella Pandolfo

CORBACCIO

Titolo originale: *Sechs Jahre: Der Abschied von meiner Schwester*
Traduzione dall'originale tedesco
di *Gabriella Pandolfo*





Casa Editrice Corbaccio è un marchio di Garzanti S.r.l.
Gruppo editoriale Mauri Spagnol



www.corbaccio.it

ISBN 978-88-6380-920-6

# Prefazione

Perché questo libro? È la domanda che mi sono posta prima di cominciare a scriverlo e a cui ho sempre cercato di dare una risposta anche durante la sua stesura. Sono conosciuta come autrice di romanzi gialli e ho pensato che i miei lettori potessero stupirsi e volessero saperlo. Perché questo libro?

Il 7 febbraio 2012, dopo aver strenuamente lottato per sei anni contro il cancro e soprattutto contro gli effetti drammatici di radioterapia e chemioterapia, all'età di quarantasei anni, mia sorella Franziska è mancata. Tutta la famiglia ha lottato al suo fianco. È stata un'esperienza terribile, drammatica, folle, incredibile. Alcuni momenti sono stati anche buffi. Franziska mi diceva spesso: «Quando tutto questo sarà passato, devi raccontarlo in un libro!»

Io le promettevo che lo avrei fatto e poi cambiavamo subito argomento perché non volevamo approfondire ulteriormente cosa voleva dire quel «quando tutto questo sarà passato». La vita o la morte: non c'erano vie di mezzo.

Con la morte di mia sorella ho perso la persona più importante della mia vita. La mia anima ha subito un turbamento profondo, una scossa violenta. Niente è stato più come prima: intorno a me ho trovato solo macerie; svanita ogni sicurezza, ogni speranza.

«La vita va avanti!» mi ripetevano tutti in continuazione subito dopo.

Già, pensavo, ma come?

Non sapevo più quale fosse il mio posto nel mio stesso mondo. Cercavo di non farmi ferire dalla tragedia, di andare avanti, di non sprofondare, non annegare nel dolore. Di solito ci riuscivo, ma il più delle volte fallivo. Mi rendevo conto che non potevo dominare la mia intima devastazione tentando di ignorarla per sempre. Dovevo guardarla in faccia, accettarla e ricominciare da capo. Solo in quel modo un giorno avrei potuto capire concretamente come andare avanti.

Da questo punto di vista, scrivere questo libro è stato un modo per rimettere ordine dentro di me. Rappresenta una parte della mia personale strategia di elaborazione, forse persino il tentativo di esprimere con le parole quel che era accaduto affinché, prima o poi, potessi comprenderlo. Eppure dentro di me prevale sempre lo stesso sentimento: lei non c'è più e io non riesco a farmene una ragione.

Penso anche che tutti debbano sapere quello che noi abbiamo vissuto nei sei anni descritti in queste pagine. Nel libro racconto con quanta poca empatia vengano trattate le persone con gravi malattie in alcuni – non in tutti – ospedali. Come loro e i loro familiari vengano lasciati soli con diagnosi senza speranza. Come spesso vengano pronunciate prognosi di morte senza pietà, senza mezzi termini, e senza che siano state provate con la dovuta scrupolosità, come se fossero giuste a priori.

Di certo non sono né la prima né l'ultima persona a puntare il dito contro tali aberrazioni. Tuttavia, sono convinta che di questi problemi non se ne parli mai abbastanza e che gli interessati abbiano il dovere di denunciarli finché la situazione non cambierà in modo decisivo.

Malgrado il tragico epilogo, questo libro deve anche infondere coraggio. Franziska era una combattente nata e non ha mai ceduto alla disperazione. Nonostante cinque medici le avessero detto che non c'erano speranze, lei ha continuato a cercarne un sesto e un settimo che potessero ancora individuare qualche possibilità. Noi l'abbiamo sempre sostenuta in questa ricerca e siamo riusciti a superare situazioni che altri medici avevano dichiarato senza speranza e il cui successo era assolutamente escluso.

Ho scritto questo libro dal mio punto di vista, ovvero quello di una persona che non si intende di medicina, e ho scelto consapevolmente di non farlo rileggere a un medico. Mi sono limitata a descrivere le terapie e le loro interazioni così come le vivevo e le percepivo in quel momento. Sicuramente gli esperti ne avrebbero fornito una descrizione molto più complessa e dettagliata, ma raccontare prediligendo un taglio più scientifico avrebbe significato tradire le mie intenzioni in un aspetto cruciale: la nostra famiglia non ha particolari conoscenze mediche e si è trovata a dover affrontare all'improvviso una gravissima malattia. Per me è stato un problema anche il fatto di non conoscere il linguaggio adottato dagli specialisti.

Mi sono convinta ancora di più di quanto fosse giusto scrivere *Sei nelle mie parole* quando, mentre era ancora allo stato embrionale, venni contattata da due cliniche che mi chiesero di leggerlo pubblicamente una volta portato a termine. Una mi chiese di trattare l'argomento del rapporto tra medico e paziente gravemente malato e l'altra di affrontare il problema delle conseguenze della radioterapia. Naturalmente non ho trattato la nostra vicenda come unica nel suo genere, ma di sicuro come un caso abbastanza particolare. Cosa che invece non è, come appresi in seguito.

«Il problema delle conseguenze delle terapie anticancro riguarda sempre più pazienti» mi scrisse il professore che mi invitò a leggere il mio libro pubblicamente. Il mondo scientifico si preoccupa sempre di più non solo di combattere questa terribile malattia ma anche di contrastare le patologie che ne conseguono. L'intero calvario di Franziska è un tragico esempio di questo dilemma che tormenta la medicina moderna, e noi tutti.

Questi sono sicuramente tutti motivi ragionevoli per raccontare la nostra storia. Ma, oltre al mio tentativo di elaborazione personale e al desiderio di essere di aiuto agli altri, mi preme soprattutto rendere giustizia, almeno nelle mie parole, a una persona speciale: mia sorella Franziska.

*Charlotte Link*

# Domenica, 8 gennaio 2012

La domenica tocca a me, abbiamo concordato così. Ogni tanto anche qualche giorno della settimana, ma la domenica è fissa. Diversamente mi sarebbe difficile stare fuori casa dalla mattina alla sera, ho una figlia di dieci anni e tre cani. Ma la domenica mio marito è a casa e io posso assentarmi senza problemi.

Gli altri giorni in ospedale ci vanno i miei genitori. Non vogliamo più lasciare sola mia sorella Franziska, o almeno facciamo in modo che stia sola il meno possibile. Dal 29 dicembre 2011 è ricoverata nell'ospedale di Bad Homburg, una città pochi chilometri a nord di Francoforte. Da sei anni combatte, noi tutti combattiamo, per la sua vita. Nelle ultime settimane la situazione si è drammaticamente aggravata. Solo un miracolo potrebbe aiutarci, ne siamo intimamente consapevoli, e lo sa anche lei. Ha quarantasei anni e, giorno e notte, vive tormentata dal pensiero per i suoi figli, un ragazzo di vent'anni e una bambina di otto, che dovrà lasciare. Inoltre teme la morte. La paura la assale di più quando è sola, così cerchiamo di distrarla per quanto possibile.

Percorro il corridoio di linoleum in punta di piedi, le narici invase dall'odore d'ospedale. Un'infermiera spinge un carrello con tazze e piatti vuoti verso la cucina. Mi saluta cordialmente. Qui, nel reparto di pneumologia, sono tutti molto gentili, molto solerti. Una benedizione, considerato quel che abbiamo vissuto negli ultimi anni.

Sulle porte sono ancora appese le stelle di Natale di carta stagnola rossa e oro. Ormai sembrano un po' fuori luogo. Incontro il simpatico infermiere che si occupa sempre di mia sorella. Appartiene a quella schiera di persone sempre pronte a fare più di quel che devono, senza che nessuno glielo chieda. Sembra che anche lui stia pensando alle stelle, e mi dice: «Domani le togliamo e al loro posto appendiamo dei fiori primaverili di carta».

«Bene» rispondo. La primavera sembra ancora così lontana, e fuori gennaio è freddo, grigio e desolante, proprio come mi aspetto che sia. Ma può sembrare più bello se si cerca di portare un po' di colore nella vita di tutti i giorni.

Entro nella camera di mia sorella. La porta è solo accostata. Franziska, che come me è sempre stata un tipo decisamente solitario – non ha mai amato molto la compagnia e ha sempre avuto bisogno di sapere che poteva starsene per conto suo se voleva –, non tiene più la porta chiusa, almeno non quando è sola. In questo reparto, per far capire che non si può entrare, si è soliti adagiare un asciugamano blu tra la maniglia interna e quella esterna. Tiro via l'asciugamano. Adesso ci sono io, possiamo chiudere la porta.

Franziska dorme, non si accorge del mio arrivo. Appoggio su una sedia il borsone contenente la biancheria pulita e le riviste che le ho portato. Mi sfilo il cappotto e scivolo senza fare il minimo rumore verso l'armadietto per appenderlo, ma ciononostante mi sente. Apre gli occhi, si sveglia in un secondo. E poi un caldo sorriso gioioso le illumina il viso.

«Sei qui» dice. «Quando sei arrivata?»

«Proprio ora.»

Il suo sorriso ha il potere di stringere in un abbraccio chiunque lo guardi, è radioso e sincero, anche adesso che è così cambiata. È alta un metro e settantatré e pesa trentanove chili, e la sua testa si è trasformata in un teschio vivente su cui stridono i lunghi capelli biondi ancora splendidi. Del suo corpo meglio non parlare. Quando le porto una camicia da notte pulita e lei si spoglia, devo distogliere lo sguardo, non ce la faccio. Sembra una di quelle donne che compaiono nelle fotografie della liberazione di Auschwitz.

Nelle sue narici sono inseriti due tubicini collegati con il respiratore. Negli ultimi anni la sua difficoltà respiratoria è peggiorata sempre più, ma almeno lo scorso novembre è riuscita a venire in auto da Monaco a Wiesbaden da me per fare le sue visite di controllo a Magonza. Adesso, senza respiratore non riesce ad andare neanche dal letto al bagno.

È successo quello che noi tutti temevamo quest'inverno: la malattia è esplosa all'improvviso. D'un tratto la situazione è precipitata. Abbiamo perso il controllo. Le stiamo dietro, cerchiamo di contenere i danni, ma abbiamo la sensazione di essere sempre in ritardo. Per sei anni abbiamo vinto – o almeno per il momento superato – una battaglia disperata. Adesso il destino minaccia di separarci.

Nonostante il suo sorriso, noto che questo non sarà un buon giorno. Ero qui anche domenica scorsa, il primo dell'anno, e tutto procedeva piuttosto bene – considerate le circostanze non proprio piacevoli. Le ho lavato i capelli e abbiamo riso insieme delle acrobazie che ho dovuto fare: nel piccolo bagno c'erano Franziska, la sedia su cui sedeva, e il carrello a rotelle su cui era appoggiato il respiratore. Per me non c'era praticamente più posto e le ho dovuto lavare i capelli in una posizione che mi ha dimostrato che, anche se sono vicina ai cinquant'anni, sono ancora piuttosto agile e posso essere orgogliosa della mia colonna vertebrale.

Oggi non ci saranno occasioni per ridere. Franziska è molto depressa. «Non riesco quasi a respirare» mi dice sottovoce, e in più pesa meno di ieri: trentotto chili e mezzo.

«Non va bene» dice. «E andrà sempre peggio.»

Mia sorella non è attaccata solo a un respiratore, viene anche alimentata con una soluzione ipercalorica attraverso un catetere Port che le hanno messo sotto la clavicola. Senza interruzione, ventiquattr'ore su ventiquattro, nel suo corpo scorre un intruglio bianco che farebbe diventare chiunque altro una palla di grasso. Viene alimentata in modo artificiale da Natale, quindi da due settimane. E continua a dimagrire.

Naturalmente non so il perché ma le dico che immagino sia per una dieta, che però funziona al contrario. È risaputo: quando uno vuole dimagrire non mangia, e all'inizio non succede un bel niente, anzi in alcuni casi il peso aumenta persino. I primi risultati si vedono solo dopo un po' di tempo. Forse, penso, accade la stessa cosa quando si vuole assolutamente ingrassare. Ci vuole del tempo prima che il nutrimento faccia effetto.

«Vedrai» dico, «ancora un paio di settimane e i jeans non ti andranno più.»

Accenna un sorriso stanco. Non sarà così, e lo sappiamo entrambe.

Anche questa domenica vuole che le lavi i capelli ma ha una paura matta di farlo. È talmente debole da non riuscire quasi a stare in piedi, e deve sedersi su uno sgabello che dobbiamo avvicinare il più possibile alla doccia. Poi deve sporgere la testa in avanti in modo che io possa lavarglieli. Ma in questa posizione, nonostante il respiratore, le mancherebbe l'aria. E poiché oggi respirare le è più difficile del solito ha il terrore del momento in cui cominceremo.

«Lasciamo stare» dico. «Posso tornare domani o dopodomani, lo faremo un altro giorno.»

Ma lei è decisa. Nonostante o forse a causa della sua terribile debolezza ci tiene moltissimo a essere pulita e curata. Ogni giorno si lava dalla testa ai piedi, da sola, anche se non riesce quasi più a restare alzata. Mi ha chiesto di portarle un balsamo per i capelli perché sono diventati secchi. E questo mi rende nervosa: per quel che riguarda la mia parte mi impegno soprattutto a fare prestissimo. Bagnare i capelli, mettere lo shampoo, togliere lo shampoo. Il più velocemente possibile, in modo che lei possa rialzarsi subito e respirare. Il balsamo allungherà i tempi.

Ma potremo anche non usarlo. Sarà un successo già solo se riusciremo a lavarli.

Mentre continua a tormentarsi pensando al momento in cui cominceremo, la mattinata passa. Deve prima chiamare un'infermiera che deve interrompere la flebo e trasferire il respiratore dall'attacco a parete sul carrello a rotelle. E, dopo, tutto deve essere rimesso al suo posto. Perciò una volta che ha deciso non si torna indietro, o almeno non senza l'impressione di aver fatto una fatica inutile. Sta per piangere.

«Non respiro» ripete. «Non respiro.»

Come se non bastasse, mia sorella soffre di fibrosi da radioterapia. Tre anni fa, i suoi polmoni esposti alla radioterapia a causa di un cancro hanno cominciato a cicatrizzarsi e quindi a indurirsi sempre di più. Prima in modo lento, poi in modo sempre più veloce, inesorabilmente. Nel frattempo la sua capacità respiratoria si è ridotta al livello di quella di un neonato, ma il corpo di una donna adulta ha bisogno di più ossigeno. I muscoli dei polmoni pompano come forsennati e sono completamente sovraccaricati. Poiché Franziska ha la sensazione – giustificata o no, i dottori hanno pareri discordi in proposito – di respirare con più fatica dopo ogni boccone, negli ultimi tre anni ha mangiato sempre meno a causa della progressione della fibrosi. Senza rendersene conto ha assunto un comportamento di rifiuto che ha avuto un'ovvia conseguenza: uno stato di gravissimo sottopeso.

Tutti noi continuiamo comunque a sperare che se Franziska aumentasse di peso la fibrosi si arresterebbe e i polmoni riacquisterebbero capacità. Ma è una pallida speranza: alcuni medici scuotono il capo, altri sono possibilisti. E noi ci aggrappiamo saldamente a questi ultimi.

Io stessa ho una bruttissima sensazione.

Viene servito il pranzo. Franziska si siede di fronte a me al tavolo. In teoria non dovrebbe mangiare nulla, perché è alimentata in modo artificiale, ma il suo medico, il dottor Althoff, le chiede sempre di provarci. Lo stomaco non deve ridursi ulteriormente, l'apparato digerente non deve smettere di funzionare. È un pasto leggero, dal profumo appetitoso, ma lei fissa il piatto con un'aria profondamente triste.

«Su» le dico, «tre cucchiaiate. Dai, fallo per me.»

Prende il cucchiaino da dessert, per sdrammatizzare il problema dall'inizio, ne intinge la punta nel purè di patate e lo porta alla bocca. Ingoia, toccandosi contemporaneamente lo stomaco con la mano.

«Sono piena. Davvero. Non ce la faccio.»

«Il tuo stomaco si è rimpicciolito, lo so. Ma non è ancora così *piccolo*. Su, ti prego. Solo tre cucchiai. Me lo hai promesso.»

Non lo ha promesso, ma sente la mia preoccupazione. Prende una seconda puntina di purè. Il suo respiro è già diventato un rantolo.

«Ti prego, non forzarmi. Non respiro.»

È stato accertato che il polmone, riducendosi, ha lasciato libero dello spazio e lo stomaco si è spostato un po' più in alto. Se prema effettivamente sul polmone, è un'altra questione. Alcuni dicono di sì, altri pensano che dipenda tutto dalla psiche. Franziska tenterebbe, probabilmente in modo inconsapevole, di adattare il suo peso corporeo alla ridotta capacità di respirazione e si immagina qualcosa che la opprime. Il risultato è lo stesso: non mangia.

Per dare alle infermiere del reparto l'idea di quel che è successo, anch'io non mangio nulla, ma scarto un panino che mi sono portata. Nessuno deve sparecchiare un vassoio vuoto e pensare che le cose siano andate meglio di come si sono svolte in realtà. Trangugio, con la coscienza sporca, solo il dolce, un budino al cioccolato e panna. Accanto a Franziska, sembro un tricheco sovrappeso.

Mentre prendo una tazza di caffè in corridoio dai grossi thermos sempre disponibili dopo mezzogiorno, penso ancora a domenica scorsa. D'un tratto, a Franziska era venuta voglia di un dolce, e io mi sono precipitata nella caffetteria dell'ospedale e le ho comprato un pezzo di torta alla panna. Era riuscita a mangiarne quasi un terzo.

Ci saranno giorni migliori, mi dico per consolarmi, oggi è un giorno... di merda.

Torno in camera. Nel frattempo Franziska si è decisa a farsi lavare i capelli perché non sopporta più quel senso di intima oppressione tipico di quando si rimanda una decisione. Non credo sia il momento giusto perché respira ancora affannosamente dopo i due cucchiaini di purè, ma non voglio scoraggiarla. Bevo il caffè e chiamiamo l'infermiera.

L'avventura può cominciare.

Come prevedibile, è un disastro. Dobbiamo interrompere due volte perché non riesce a respirare. Per il panico continua ad alzare la testa ed è completamente bagnata. Deve pure cambiarsi la camicia da notte, cosa che le costa le sue ultime forze. Quando alla fine, asciutta, ma con la testa ancora bagnata, si siede su una sedia al centro della stanza, con il respiratore di nuovo nel naso e il viso pallidissimo, comincia a piangere.

Sono sei anni che lotta contro la morte, e in questi anni ha pianto poche volte. Lei è una combattente nata, non ha mai ceduto all'autocommiserazione. Abbiamo incontrato tanti medici che le hanno espresso la loro profonda stima per il suo valore, il coraggio e la dignità con cui affronta il suo destino.

Perciò mi fa molto male vederla piangere. Perché so che in questo momento deve sentirsi psicologicamente a terra e con i nervi a pezzi.

«Non succederà» dice con un filo di voce, tra un singhiozzo e l'altro. «Guardami. Lo sai anche tu che non succederà. Non tornerò più a casa. Questa volta non ce la farò.»

«Non puoi dirlo. Il dottor Althoff dice...»

Mi interrompe bruscamente: «Forse a voi dice davvero qualcos'altro. Ma lui lo sa, e anche voi lo sapete, è tutto finito. Avete deciso di non dirmi niente, ma io non sono una stupida!»

In realtà non abbiamo deciso nulla. Ma una cosa è vera: non siamo ottimisti neanche la metà di quello che vogliamo darle a vedere. Mi chiedo, e non per la prima volta, se la nostra strategia di mostrarci sempre forti, sicuri e positivi davanti a lei sia stata quella giusta. Lo abbiamo fatto fin dall'inizio, e così facendo spesso l'abbiamo sicuramente sostenuta in modo decisivo. Ma qualche volta deve essersi sentita lasciata sola con la sua disperazione, perché avvertiva, sapeva, che le cose andavano particolarmente male. Qualche volta i nostri visi sorridenti, ottimisti devono esserle sembrati anche una presa in giro, come se venissero da un altro mondo. Sono sei anni che i medici le danno una cattiva notizia dopo l'altra. L'ultima è stata la peggiore: «I suoi polmoni si stanno progressivamente cicatrizzando. E noi non possiamo fare nulla».

È con le spalle al muro, e non si lamenta quasi mai. Se avessi ricevuto io questa diagnosi, penso che piangerei dalla mattina alla sera.

Le prendo la mano. «Su, resisti. Ce l'hai fatta finora, ce la farai anche adesso. Ti asciugo i capelli. Altrimenti ti prenderai una polmonite, e questa è davvero l'ultima cosa di cui ora abbiamo bisogno.»

Mi tiene la mano ancora per qualche secondo. «Ascolta, se le cose non dovessero andar bene, vorrei che tu...»

La interrompo subito. «Non voglio parlare di questo con te. Andrà tutto bene.»

Tace. È la quarta o la quinta volta in tutto questo tempo che cerca di parlare con me della sua morte e di quello che accadrà dopo. E ogni volta io eludo l'argomento. Il pensiero di perderla mi paralizza al punto che non riesco a parlarne. Sono sicura che, se vi riuscissi, la mia facciata tutto-andrà-bene costruita con tanta fatica crollerebbe e non riuscirei più a ricostruirla.

Le asciugo i capelli e lei torna a letto. Il suo nutrimento artificiale riprende a scorrere. Io vado a prendermi una seconda tazza di caffè. Fuori sta facendo buio lentamente, le nuvole cariche di neve sono molto basse. Parliamo – nella nostra situazione – di futili argomenti. Siamo a gennaio e la vicenda del presidente federale Wulff tiene la repubblica col fiato sospeso. Ogni settimana porto a Franziska lo *Spiegel* mentre nostro padre le lascia tutti i giorni il suo *FAZ*. Dai suoi commenti – pronunciati a tratti e a fatica a causa della mancanza di ossigeno – mi rendo conto di quanto sia attenta nella lettura. È molto bene informata, e si è fatta una propria idea sulla faccenda. Non è mai stata una di quelle persone che ripetono supinamente quel che riportano i giornali e che coincide con l'opinione pubblica. Lei si fa un suo giudizio, analizza i fatti da tutti i punti di vista, trae le sue conclusioni. Discutere con lei è divertente perché non si scade mai nei luoghi comuni e le cose non vengono mai viste solo da una angolazione. Con lei non si possono fare ragionamenti vacui. E quando l'opinione generale – come nel caso della vicenda Wulff – viene urlata quasi con lo stesso tono da tutti i media, sia di destra sia di sinistra, e in più si ha l'impressione che sono pochi quelli che si impegnano a fare dichiarazioni basate su fatti accertati, diventa sospettosa. E dubbiosa.

Purtroppo però dobbiamo interrompere il discorso. Chiude gli occhi e cerca di stabilizzare il respiro. Tiro fuori un libro e comincio a leggere, ma ci rinuncio dopo che per la quarta volta leggo la stessa pagina e ancora non so di cosa parla. Inoltre è anche ora che vada. È prevista neve, e vorrei essere a casa prima che cominci a nevicare.

Dopo essermi infilata il cappotto e aver preso in mano la borsa con la biancheria sporca, Franziska dice improvvisamente: «Potresti farmi ancora un favore? Vorrei avere la mia scorta di Tavor sotto controllo. Potresti mettere le confezioni sul letto?»

Il Tavor è un forte tranquillante molto efficace, ad azione ansiolitica e leggermente sedativa. Viene prescritto a persone che soffrono di stati d'ansia, impedisce gli attacchi di panico e agisce contro l'insonnia. A mia sorella è stato consigliato sei anni fa quando, dopo aver saputo di avere un tumore maligno senza speranze di guarigione, non era più riuscita a tenere sotto controllo i suoi stati di panico. Ma la questione è che già dopo quattro settimane di assunzione giornaliera si sviluppa una dipendenza fisica e psichica al principio attivo del Tavor. In questi sei anni, Franziska lo ha preso ininterrottamente. Disintossicarsi sarebbe possibile solo in una clinica, ma in questo momento la sua dipendenza dal Tavor è l'ultimo dei nostri problemi e quindi la sua soluzione è stata rimandata. Tuttavia, da quando il dottor Althoff ha fatto sapere che vorrebbe che la sua paziente riuscisse in qualche modo a liberarsi da quelle pillole, Franziska vive nel terrore che improvvisamente le possa vietare di prenderle. Cosa che non farebbe mai, come le ripeto sempre per rassicurarla. Lui è un medico e sa che un'improvvisa sospensione comporterebbe un crollo catastrofico. E lei è comunque una donna adulta e consapevole: sta solo a lei decidere quale farmaco prendere e quale no.

Questo lo sa, ma poiché si sente debole e completamente indifesa la rassicura il fatto di averne in quantità. Così ho dovuto disseminare la sua scorta di Tavor per tutta la camera, soprattutto nelle borse e nei vestiti, e sono rimasta di stucco quando ho scoperto quanto era grossa la sua scorta, avrebbe potuto avviare un fiorente traffico con altri Tavor-dipendenti. Nel caso il dottor Althoff glielo vieti sul serio, ho nascosto sei scatole da cento pillole ciascuna. Non tutte erano ancora piene, ma in questi anni Franziska deve averne preso chiaramente di meno di quel che le era stato prescritto. Solo così si spiega il fatto che ne abbia accumulata una tale quantità.

E ora le vuole tenere sul letto.

«Perché? Voglio dire, perché ti servono adesso?»

«Non sono sicura che siano state nascoste bene. Preferirei metterle qui nel mio cassetto.» Indica il tavolo a rotelle accanto al letto.

«Ma non ne hai già per stasera? Per domani e anche per la settimana prossima?»

«Sì. È solo per averle sotto controllo.» Mi guarda con aria esasperata, in questo momento odia oltremodo la sua debolezza fisica che non le consente di raccogliere da sola quella robaccia.

La guardo anch'io.

«No» dico, «credo sia meglio che rimangano là dove sono.»

«Ti ci vuole un minuto. Su, portamele qui» dice in tono inoffensivo e calmo.

«Non ne vedo il motivo.»

«Mi sentirei più tranquilla. Se la signora delle pulizie le trova...»

«La signora delle pulizie non pulisce nelle tue borse e nei tuoi vestiti.»

Non aggiunge altro. In questo periodo è facile avere la meglio con lei nelle discussioni, perché le manca subito l'aria.

Rimango ancora un po'. Franziska è così tranquilla che d'un tratto sono sicura di aver interpretato male la situazione. Davvero voleva avere a portata di mano la sua scorta solo per tenerla sotto controllo. In questo periodo non le si può negare una leggera paranoia. E neanche a me.

Alla fine la saluto con un abbraccio. Mi sembra di abbracciare un pulcino fragile che potrebbe essere schiacciato in ogni momento. Mi sorride quando lascio la camera e appoggio di nuovo l'asciugamano blu in modo che la porta rimanga leggermente accostata.

Scendo in ascensore, attraverso la hall di ingresso ed esco nella gelida aria invernale. Pago il parchimetro. Dal cielo cadono vorticando i primi fiocchi di neve. Quando vado via mi sento sempre male, ho sempre la sensazione di lasciarla sola. Di andarmene troppo presto. Di tornare alla vita, mentre lei rimane da sola con la sua difficoltà respiratoria e la sua paura di morire. So che prenderà il suo Tavor e si rilasserà. Con il Tavor respira anche meglio. Guarderà un po' la televisione e poi si addormenterà.

Ma oggi non riesco a superare il fatto di essermene andata. Una terribile inquietudine si è lentamente risvegliata dentro di me. La parola Tavor mi martella nella testa. Non faccio altro che pensare a quel centinaio di pillole che si trovano nella sua camera. Nessuno dei medici ne è al corrente, nessuno può sapere quel che abbiamo fatto di nascosto. Credo che non lo sappiano neanche i miei genitori. Lo so soltanto io. Come so quanto lei sia intimamente disperata.

«La mia paura più grande è quella di morire soffocata» mi ha detto una volta qualche anno fa in un'altra situazione.

Mi chiedo se avrei dovuto portare via le pillole con me. Solo per sicurezza. Non avrebbe potuto impedirmelo. Ma sono certa che poi mi avrebbe tormentato una sensazione anche peggiore, e cioè il fatto di averle tolto la sua dignità. Siccome lei non può più difendersi, è importantissimo non fare nulla contro la sua volontà. Sono le sue pillole. Nessuno oltre a lei può decidere cosa farne.

È domenica sera, e arrivo a Wiesbaden da Bad Homburg senza

la solita coda. Man mano che percorro la strada, il mio panico aumenta. Ho fatto la cosa giusta, ma questo non mi fa sentire meno paura.

È la stessa paura che mi assale da sei anni e che alle volte riesco a controllare meglio, altre volte peggio. Mia sorella è la persona più importante della mia vita. Lei c'è sempre stata, e io ho sempre vissuto credendo che ci sarebbe stata per sempre. Non è soltanto mia sorella, lei è anche la mia migliore amica e la mia più intima confidente. Non c'è nulla che lei non sappia di me, e viceversa. È la persona che mi dà sicurezza e stabilità psichica, e in cui trovo rifugio.

Non riesco a immaginare la mia vita senza di lei.

Il panico mi invade al punto che sono costretta a fermarmi. Per fortuna sono arrivata a Wiesbaden, taglio a destra in un parcheggio, ma all'improvviso, e sento strombazzare la macchina subito dietro di me. Ancora oggi, non ricordo dove mi sono fermata.

Spengo il motore, tiro fuori il cellulare dalla borsa. Per fortuna ho memorizzato il suo numero di telefono dell'ospedale perché le mie dita sono talmente tremanti che per due volte non riesco neanche a richiamare la rubrica.

Finalmente il telefono squilla.

Due, tre, quattro volte. È normale. Anche un'azione semplice come sollevare la cornetta le costa fatica. O forse ritarda di proposito. Non c'è un display, non può vedere chi chiama. Qualche volta le telefonano amici che pensano che durante un noioso ricovero in ospedale uno non desideri altro che una bella e lunga conversazione telefonica. Dato che non posso dire a nessuno quanto stia male, la maggior parte di loro si è fatta un'idea sbagliata della situazione. Per questa ragione tiene il suo cellulare sempre spento. Non vuole essere raggiungibile.

«Ti prego» sussurro. «Rispondi! *Rispondi!*»

Finalmente risponde. Dalla voce sembra sfinita, ma non più del solito.

«Sì?» dice semplicemente.

Non so cosa dire. Sono così sollevata che abbia risposto. «Ciao, sono io» dico infine.

«Sei a casa?»

«Non ancora. Ma sono già a Wiesbaden. Per strada.»

«Per strada?»

«Già. Io... mi sono dovuta fermare, non ce l'ho fatta... il tragitto è troppo lungo fino a casa.»

Fa una pausa.

«Volevo solo essere sicura che lì sia tutto a posto» dico.

«Sì. Grazie. È tutto a posto.»

«Hai preso una pillola di Tavor?» dico ponendo l'accento su «una».

«Appena adesso. Ma non fa effetto.»

«Oh, farà effetto subito» dico. Non vado mai al nocciolo della questione. Ma poi all'improvviso esplodo.

«Tutte quelle pillole... non le hai prese, vero?»

Sembra stupita. «No. Mi ci vorrebbe quasi tutta la sera.»

«Okay. Okay, va bene.» Senza che possa controllarmi di colpo comincio a piangere. Ma non sono solo due lacrime. Scoppio in un pianto convulso, come non mi capitava da anni. Non riesco a smettere. «Non devi farlo. Ti prego. Promettimi che non lo farai!»

Lei capisce subito di cosa parlo. Tace per un attimo. Quando risponde, il suo tono suona molto rassegnato. «Ho perso la speranza di sopravvivere a tutto questo, lo sai.»

«Ma certo! Certo che sopravvivrai a tutto questo! Ne sono sicura. Devi lottare. Hai lottato per tutti questi anni. Ti prego, non mollare. Non smettere di lottare!»

So di chiedere troppo. Come si può continuare a lottare quando tutto sembra vano? Quando più nessuno ti dà una speranza? E quando le tante battaglie ti hanno così annientato da non sapere più dove trovare altra forza?

Di solito, a questo punto tirerei in ballo i suoi figli. In questi anni, ogni volta che si è sentita giù – durante la chemioterapia, la radioterapia e gli interventi – tutti noi le abbiamo sempre ricordato i suoi figli.

*Devi lottare per i tuoi figli!*

Questa volta non lo dico. Non parlo dei figli. E neanche di suo marito. Dei loro tanti animali. È uno dei pochi momenti, durante i lunghi anni della sua malattia, in cui non ragiono, non penso, non mi comporto da adulta. Ma mi metto a nudo.

E quando, con un filo di voce, mi chiede: «Perché?» sono i miei sentimenti a risponderle. Insieme alle mie paure. E al mio cuore.

«Per me. Devi lottare per me. E tenere duro. Fallo almeno per me. Perché non puoi lasciarmi. Non posso neanche immaginarlo. Ti prego. Non lasciarmi. Non ce la faccio senza di te. *Non lasciarmi sola!*»

Dal tono della sua voce capisco subito che le mie parole hanno toccato il suo cuore. Noi, tutta la famiglia, siamo sempre stati molto attenti a nasconderle la nostra paura, il nostro dolore; ci siamo sempre mostrati forti per sostenerla. Per la prima volta da quando la morte incombe su di lei come una spada di Damocle, l'ho fatta entrare nella mia anima, nella sconsolata e disperata oscurità che l'opprime. Non sono la sorella maggiore che tiene tutto sotto controllo, sono solo una donna sfinita dalla paura.

«Non preoccuparti» dice. «Farò di tutto per restarti accanto.»

Non servono altre rassicurazioni.

Nel nostro rapporto abbiamo sempre potuto fare affidamento l'una sull'altra, senza riserve.

# Tschesie

La chiamo *Tschesie* perché da bambina non riuscivo a pronunciare il nome con cui mio padre era solito chiamarla. *Franziska* diventava *Francesca*. E per me questa variante italiana era impronunciabile. *Tschesie* era più facile e poi, a un certo punto, anche tutti gli altri hanno cominciato a chiamarla così.

Che mio padre le abbia dato un nome che fa pensare a una terra del sud dipende dal fatto che lei è completamente diversa dal resto della famiglia. Abbiamo tutti la pelle molto chiara e di conseguenza molto delicata, soprattutto io e mia madre. Ci scottiamo anche solo pensando al sole. A mio padre va un po' meglio, ma anche lui deve fare attenzione in estate. Tschesie invece è nata con una carnagione olivastra, e già con i primi raggi del sole di primavera diventa scura e assume un colore dorato che dura a lungo. Poiché fin dall'inizio l'ho sentita parte di me, non ne sono mai stata invidiosa, anzi, ho sempre desiderato essere come lei.

Proprio a causa della mia pelle delicata, da bambina assomigliavo a una gallina faraona. In particolare, avevo il naso ricoperto di lentiggini.

«Accidenti, hai la pelle di un'irlandese» mi dice un giorno la commessa di una parafarmacia. «Deve essere un bel problema!»

In qualche modo suona come una sciagura. Di Tschesie, con la sua carnagione scura senza la minima traccia di lentiggini, bionda e con gli occhi verdi, nessuno dice mai una cosa del genere.

Di Tschesie dicono sempre: «Che bella bambina!»

Lei era ed è il più bel regalo che i miei genitori potessero farmi.

È nata quando io avevo un anno e quattro mesi e, anche se non ho alcun ricordo consapevole di questo primo periodo, mi basta guardare vecchie fotografie per capire quanto lei significasse già allora per me: la tengo in braccio, la porto sempre con me. La guardo nel lettino, le tengo strette le mani, l'abbraccio. Sono pochi gli scatti, soprattutto della nostra infanzia, in cui non siamo insieme. Siamo inseparabili, e quindi non veniamo mai fotografate da sole. Io la chiamo «la mia bimba». La presento così alle altre persone e, con grande spavento di mia madre, ogni tanto raduno sconosciuti bambini di strada, li metto in fila indiana a mo' di treno e li porto in casa fino al lettino di mia sorella per mostrare loro, piena d'orgoglio, quale incredibile meraviglia è entrata nella mia vita.

Il momento più tragico della nostra infanzia è il mio primo giorno di scuola; naturalmente lei deve rimanere a casa. È la nostra prima separazione, e lei la prende così male che entrambe scoppiamo in un pianto disperato. Per fortuna, è consuetudine della mia insegnante consentire ogni tanto ai fratelli dei suoi alunni – accompagnati da un adulto – di sedere e ascoltare le lezioni in fondo alla classe. Poiché entrambi i nostri genitori lavorano, di noi si occupa una tata che viene a casa ogni giorno e che fa tutto quello che vogliamo. Così, lei e Tschesie siedono quasi tutti i giorni in fondo alla classe, tanto che, quando Tschesie alla fine andrà a scuola, saprà già perfettamente tutto il programma della prima.

Tuttavia, la scuola ha il suo lato positivo e impedisce che il nostro rapporto diventi morboso. Adesso conosciamo altri bambini, ciascuna fa le sue amicizie. Il cordone si spezza in modo sano. Entrambe ci dedichiamo ai nostri interessi.

Ma il profondo, intimo legame è sempre lì. Siamo una cosa sola, e ne siamo consapevoli. Nessuno, persino i nostri genitori, può litigare con una di noi senza che l'altra le venga subito in aiuto. La nostra coesione ha solide basi, profondamente ancorate, della cui presenza quasi non mi rendo conto durante la mia infanzia e la mia adolescenza; è semplicemente, naturalmente così e non cambierà mai. Più tardi capisco quanto mi sostenga, quanto la certezza di avere una persona al mio fianco sempre e in modo incondizionato mi faccia sentire invulnerabile nel profondo del cuore. Grazie a lei, negli anni più difficili dell'adolescenza non conosco la solitudine.

Solo quando si ammala di cancro capisco quanto mi sia sempre affidata a lei. Il cancro minaccia di ucciderla.

E io sento la terra sgretolarsi sotto i piedi.

A posteriori è strano vedere come mia sorella si sia avvicinata tante volte alla morte: è come se essa sia sempre stata lì a farle compagnia, in penombra; un filo rosso che non si spezza mai del tutto. Da bambina non si ammala di appendicite come molti, bensì finisce in ospedale in ambulanza a sirene spiegate per una peritonite.

A diciassette anni, in una gita cade da cavallo, e non si rompe semplicemente un braccio o una gamba, no, rimane quasi due mesi in clinica con una frattura della base cranica che nei primi giorni minaccia di causare un'emorragia cerebrale, a cui i dottori non sanno dire se sopravvivrà.

A ventitré si ammala di linfoma di Hodgkin, un particolare tipo di cancro delle ghiandole linfatiche. Questa malattia ritornerà più tardi nei nostri discorsi perché sarà la causa decisiva di tutto quel che avverrà in seguito: ci porterà a dover affrontare per la prima volta il dolore della chemioterapia e della radioterapia.

Quando nel febbraio 2006 la vera tragedia si abbatte su di noi, Franziska ha quarantun anni. Vive con suo marito, i suoi due figli e una quantità di cani e gatti in un piccolo paese sul lago di Ammer in Alta Baviera. Dopo aver lavorato parecchi anni come redattrice per diversi giornali di Monaco, ha deciso di ritirarsi per un po': vuole evitare che suo figlio Johannes, di quattordici anni, una volta tornato da scuola stia tutto il tempo da solo a casa e trascorra la sua vita davanti alla televisione e al computer. Ha bisogno di qualcuno che gli cucini il pranzo, cui raccontare i suoi problemi scolastici, e soprattutto che si preoccupi di fargli fare i compiti – non si può dire che sia un ragazzo troppo diligente. E, dato che prevede di fare la moglie e la madre per il prossimo futuro, in piena consapevolezza all'età di trentotto anni ha un'altra figlia, Clara. A rientrare nel mondo del lavoro penserà più tardi, quando entrambi i suoi figli saranno grandicelli. Dopo aver dovuto portare Johannes da piccolo in un asilo dopo l'altro dove il bambino soffriva molto, cosa che tra l'altro la faceva sentire profondamente in colpa, adesso si gode la possibilità di passare tutto il suo tempo con i figli.

Poiché la casa in cui vivono è diventata troppo piccola da quando la famiglia si è allargata, l'hanno venduta e hanno optato per una più grande un po' più lontana dal lago ma sempre immersa nel verde. Traslocheranno a giugno.

Franziska è contenta della sua nuova vita. Fisicamente non va benissimo, è spesso insolitamente stanca e si sente sempre fiacca, ma attribuisce questo stato al fatto che dorme poco: la piccola Clara di due anni piange ancora durante la notte e Franziska rimane a lungo accanto a lei per cercare di calmarla. Nessuna meraviglia che adesso non sembri un fiore e non si senta bene.

Non sospetta minimamente di avere un cancro in metastasi che ha già raggiunto uno stadio che i medici definiranno incurabile.

# Febbraio-marzo 2006

## 1

Il 27 febbraio è il compleanno di Franziska. Quest'anno, il 2006, compie quarantun anni e cade di lunedì grasso. Poiché mia sorella, proprio come me, ha un carattere decisamente nordico, cioè estremamente restio al Carnevale, non è mai stata contenta quando il suo compleanno coincideva proprio con questa festa. Sulle fotografie dei suoi compleanni da bambina si vede sempre la nostra stanza decorata con stelle filanti e almeno dieci o dodici bambini saltellanti, in maschera.

Una volta ha riassunto il suo compleanno in queste parole: «Finti tulipani colorati, krapfen farciti e nasi da clown».

Nonostante la sua avversione, per far piacere a suo marito e a suo figlio ha deciso di andare con tutta la famiglia a Monaco per partecipare ai festeggiamenti per il lunedì grasso che si tengono sulla Marienplatz, mangiare da qualche parte e poi gironzolare ancora un po' per i negozi. I nostri genitori le hanno regalato un buono da spendere in vestiti, e questa è l'occasione giusta. Da quando la famiglia vive in campagna, e per di più Franziska è limitata da Clara, non riesce più tanto spesso a comprarsi qualcosa per sé.

Quando la chiamo presto al mattino per farle gli auguri, dalla voce sembra in affanno. È un po' che avverte terribili dolori alla pancia, e alla mia domanda risponde che sono persino peggiorati. Teme che non riuscirà a fare questa gita a Monaco.

È da un paio di settimane che tutta la famiglia non sta bene. Johannes ha portato a casa da scuola un virus intestinale e – come sempre accade – se lo sono preso tutti. Ma mentre mio cognato, Johannes e persino Clara di due anni nel frattempo sono guariti a mia sorella la cosa è degenerata in gastrite, e così si sta curando da dieci giorni. Prende dei forti farmaci che però non sembrano avere alcun effetto. Lei è piuttosto sfinita a causa dei continui dolori, e noi – suo marito, i suoi genitori e io – cominciamo a innervosirci.

Questa inquietudine, che sopraggiunge ogni volta che Franziska ha un problema di salute, ci accompagna dal 1988, quando le è stato diagnosticato il linfoma di Hodgkin, che ci ha catapultati tutti – lei come paziente e noi come familiari – nel reparto di oncologia di un grande ospedale di Monaco, dove per la prima volta abbiamo conosciuto il mondo dei malati di cancro. Sono passati diciassette anni dalla sua guarigione, da quando il dottore parlò di una completa remissione. Dopo un periodo così lungo, il rischio di recidiva è estremamente basso. Ma chi ha avuto in famiglia un caso di cancro mi può comprendere: niente è più come prima. Il terrore ti si radica dentro e non ti lascia più.

Se si trattasse di chiunque altro, me compresa, penserei: insomma, è solo una gastrite particolarmente persistente. Ma, poiché si tratta di Franziska, un altro pensiero si agita nella mia mente: speriamo che sia solo una gastrite.

La richiamo verso le nove, voglio sapere se va meglio. No, per niente, e nel frattempo ha fissato un appuntamento con il suo medico di famiglia. Il fatto che abbia dovuto annullare la gita, che tutti non vedevano l'ora di fare, mi fa capire quanto deve stare male. Lei è una donna che stringe sempre i denti, e chiede tanto a se stessa, anche quando non si sente bene fisicamente. Detesta essere malata. E detesta di più essere compatita. Perciò prima che ammetta di essere in serie difficoltà, ce ne vuole.

A mezzogiorno niente di nuovo e la preoccupazione aumenta: il dottore non sa assolutamente spiegarsi perché i farmaci molto forti che le ha prescritto non fanno effetto e vuole che Franziska vada subito in ospedale. Deve fare una tomografia computerizzata allo stomaco. Tutti i miei campanelli d'allarme cominciano a suonare quando cerco su Google «TC dello stomaco» e scopro che si tratta di una procedura usata soprattutto in caso si sospetti un cancro. Ma per il momento tengo questa informazione per me. Franziska è assolutamente decisa a non trascorrere il suo compleanno in ospedale e rimanda il tutto al giorno dopo. Non è comunque un giorno di festa. Al posto dei krapfen farciti mangia fette biscottate bevendo camomilla e poi va a letto presto.

Ha paura.

Il 28 febbraio, martedì grasso, Franziska fissa un appuntamento in una clinica per una TC. Si tratta di una prestazione d'urgenza ma a Carnevale si eseguono meno esami e la TC viene fatta solo nel pomeriggio. Suo marito si libera per poter stare con la bambina.

Io invece ho un appuntamento con un'amica per un semplice caffè a casa sua. Vorrei disdire e rimanere a casa accanto al telefono ad aspettare notizie per poi fare subito qualcosa, anche se in realtà non so cosa potrei fare. Ma ho già rimandato due volte questo impegno, e nel frattempo sono accadute delle cose che riguardano il lavoro, per cui decido di andare. Ho il cellulare con me e mia madre mi chiamerà non appena avrà saputo qualcosa. Anche lei è molto in ansia, ma cerca di non farsi prendere dal panico. Mio padre è quello più tranquillo – il suo motto di vita è «non agitarsi prima del tempo». Parole assolutamente sensate, ma fino a oggi tutti i miei tentativi di metterle in pratica sono falliti.

Da Barbara mi calmo un po', le racconto tutto, lei mi conforta e mi rassicura. Mentre sto con lei, chiamo due volte mia madre che però non sa ancora nulla. Franziska non è raggiungibile in clinica: dobbiamo aspettare.

Quando me ne vado è sera. Sono preoccupatissima e continuo a chiedermi cos'è che mi fa stare così in pena questa volta. È come se già adesso sentissi la disgrazia incombere su di noi. Dopo il cancro alle ghiandole linfatiche, Franziska è stata male già altre volte, e io non sono mai andata fuori di testa in questo modo. Per la prima volta, mi rendo conto che ho un brutto presentimento già da tempo. Perché mia sorella ha una brutta cera, e finora non ho voluto vederla.

Da sette anni vivo a Wiesbaden in Assia, e non ci incontriamo più tanto spesso. Ma la sede della mia casa editrice è a Monaco e con una certa regolarità vado nella capitale bavarese. Ogni volta ne approfitto per fare visita alla famiglia di mia sorella, il più delle volte mi fermo da loro sul lago di Ammer e da lì vado ai miei appuntamenti; è piuttosto scomodo perché è molto lontano ma ne vale la pena.

Da circa un anno e mezzo, ogni volta che rivedo mia sorella mi spavento. È sempre stata snella, di corporatura esile, e ha sempre avuto un viso dai lineamenti dolci. La ricordo brillante, vivace, intraprendente. Adesso invece è dimagrita. Il suo viso è diventato spigoloso, le guance appaiono scavate. Ha un colorito spento, e gli occhi sono profondamente cerchiati. Alle volte sembra muoversi con molta fatica.

Dice che è dovuto all'insonnia; di notte la bambina piange ancora spesso e io mi lascio convincere troppo volentieri da questa spiegazione. Ma nel profondo del mio cuore lo so: mia sorella non sembra semplicemente stanca, sembra malata. E anche in modo piuttosto grave.

Da qualche parte tra Bischofsheim e Wiesbaden mi fermo in un parcheggio con un paio di camion i cui autisti riposano. Fuori l'aria è gelida, e qua e là vorticano fiocchi di neve. Non so perché ma sento che devo provare a chiamare Franziska. Gli accordi non erano questi, non dovevamo cercarla in ospedale, lo avrebbe fatto lei. Ma seleziono comunque il suo numero di cellulare e lei risponde subito. È seduta nell'ingresso dell'ospedale e sta aspettando che suo marito vada a prenderla.

«Allora?» chiedo col fiato sospeso.

Franziska sembra particolarmente tranquilla. Invece che spavento o paura nel suo tono di voce avverto una nota di stupore. Allo stomaco niente di allarmante, dice. A quanto pare solo una brutta gastrite piuttosto persistente, fastidiosa ma non preoccupante. Ma...

«Cosa?» chiedo.

«Mi hanno fatto altre radiografie ai polmoni. Di routine. E dicono che potrebbero esserci delle metastasi.»

«Santo cielo!» Mi sento sollevata. Una cosa simile ci era capitata già sei anni fa. A causa di un problema alla tiroide, mia sorella era stata ricoverata in una clinica di Francoforte, e il professore che l'aveva in cura aveva riscontrato delle metastasi ai polmoni. Poco dopo era venuto fuori che il medico aveva scambiato per metastasi le cicatrici dovute alla radioterapia cui lei aveva dovuto sottoporsi per il linfoma. Dopo due giorni e due notti terribili ci era stato detto dell'errore e da allora mi sono ripromessa che in futuro non mi sarei più fidata delle diagnosi mediche.

«Si confondono di nuovo con le cicatrici» dico. «Hai detto che hai avuto il linfoma di Hodgkin?»

«Sì. E dicono che le cicatrici si riconoscono chiaramente. Ma accanto a queste ci sarebbero anche delle metastasi. Rotonde e più distinte delle cicatrici e quindi con un aspetto completamente diverso.»

«Ma anche quel medico a Francoforte era sicurissimo. E alla fine si era sbagliato. Non lasciarti spaventare. Vedrai che non è niente. Assolutamente niente.»

Poi penso. «E comunque» dico con la massima convinzione, come se avessi sollevato l'obiezione vincente, «perché *metastasi*? Le metastasi potresti averle solo se avessi un tumore primario.»

La voce finora compassata di mia sorella suona adesso un tantino più avvilita.

«Già» dice. «È proprio questo tumore che vogliono cercare nei prossimi giorni.»

Inizialmente i medici pensano a un cancro al seno e il giorno seguente, il primo marzo, Franziska viene sottoposta a una ecografia e a una mammografia. Con grande sollievo di tutti, non trovano nulla. Il passo successivo è una colonscopia. Ma, siccome il medico competente di giovedì non c'è, la si potrà fare solo tra due giorni.

Venerdì, 3 marzo. La colonscopia viene fissata in mattinata. Abbiamo concordato una sorta di catena telefonica: quando l'esame sarà terminato, lei stessa chiamerà suo marito al lavoro, e lui chiamerà nostra madre che poi chiamerà me.

Mentre l'altra mattina, durante gli esami al seno, mi sentivo relativamente tranquilla, oggi mi sento molto in ansia; inquieta al punto da non riuscire a stare seduta alla scrivania. Ancora una volta fiuto disgrazia e comincio pian piano a considerarmi un sismografo che funziona piuttosto bene e che purtroppo non sbaglia mai. Forse è dovuto al nostro strettissimo rapporto. Siamo legate intimamente: ciascuna sente quando l'altra non sta bene, quando l'altra chiama, quando ha bisogno di aiuto. È sempre stato così e, nonostante il fatto che viviamo lontane e che ciascuna di noi ha la sua vita, questo nostro legame non è mai cambiato. Stamattina sento il pericolo incombere in un modo molto più concreto che negli ultimi giorni. È così tangibile che ho la sensazione di guardarlo in faccia.

Ciononostante tento di lavorare. Ho appena terminato la prima stesura del mio romanzo *Nemico senza volto*, e adesso sono passata al lavoro di revisione, di chiarimento dei fatti per verificare che il tutto regga dal punto di vista dello spazio e del tempo. Un lavoro minuzioso, meticoloso, talvolta un po' snervante, ma sempre molto meno impegnativo che riempire pagine vuote con idee nuove ogni giorno. E soprattutto un lavoro che, se necessario, si può fare anche sotto stress. È una fortuna che il libro sia terminato, non so proprio come avrei potuto essere creativa in queste condizioni.

Tuttavia stamattina quasi non riesco neanche a fare uno stupido controllo come quello delle date e dei giorni della settimana. La mia testa è altrove. Fisso il telefono e spero che squilli prima o poi. E che la fine di questa settimana ci porti una buona notizia.

Per tutta la mattina non mi chiama nessuno. Quando finalmente qualche minuto prima di mezzogiorno il telefono suona, rispondo senza che il primo squillo sia del tutto terminato. È mia madre e dalla sua voce capisco subito che ha pianto.

«Sì» dice, «ha un tumore. All'intestino.»

Quel che mi dice dopo mi giunge come da molto lontano. Christian è andato subito da lei in clinica. Per lunedì è stato fissato un colloquio approfondito con un'oncologa. Il medico, quello che ha eseguito la colonscopia, ha già fatto intendere che si deve fare tutto in fretta: chemioterapia, radioterapia e poi intervento chirurgico. Il tumore si è già esteso nella parete dell'intestino, i linfonodi probabilmente ne sono già stati intaccati e non è da escludere che si sia già diffuso anche nel peritoneo. Lo stadio della malattia è estremamente avanzato, la situazione è più che critica.

«E non parlano di speranza» dice mia madre. Poi aggiunge: «Io vado subito da lei. Ha bisogno di me adesso. Soprattutto perché bisogna occuparsi di Clara. Puoi accompagnarmi?»

I miei genitori abitano vicino a me, nella zona del Taunus, quindi anche loro sono lontani dal lago di Ammer in Baviera. Mia madre, che adesso ha settant'anni, non va più molto volentieri in macchina da sola in autostrada. Probabilmente dovrà fermarsi a lungo in Baviera e, dato che porterà con sé molti bagagli, preferirebbe non dover prendere il treno. Decidiamo di partire subito, domenica.

Per prima cosa avverto mio marito, e poi disdico due appuntamenti che ho per il fine settimana. Poi chiamo Birgit e Christine, le mie due amiche più care di Wiesbaden. Due anni fa, Christine ha perso suo marito, ancora molto giovane, per un cancro all'intestino e per questo non è particolarmente ottimista su come evolverà la malattia. Ciononostante ce la mette tutta per tirarmi su. Proprio come fa Birgit, la cui forza non mi abbandona mai da anni. Tuttavia noto che sono entrambe molto spaventate. Alla fine scrivo una email alla mia editrice. Da quando lavoriamo insieme siamo diventate molto amiche e in diverse occasioni private ha avuto modo di conoscere bene anche Franziska e le piace molto. Ricordo che una volta l'ha definita «fotomodella svedese». Per le sue gambe lunghe, i biondi capelli lunghi e i lineamenti del viso armoniosi, fotogenici.

Poi digito in Google «cancro all'intestino» e «cancro all'intestino con metastasi ai polmoni». È inimmaginabile il numero di risultati che compare e dei forum in cui gli interessati si scambiano esperienze. Tutto quel che leggo non promette nulla di buono, anzi suona piuttosto deprimente. Vado avanti a cercare nella speranza di trovare un link che dica: «Ho avuto il cancro all'intestino con metastasi ai polmoni e sono completamente guarito dopo che...»

Invece mi imbatto soltanto nel racconto fatto da parenti della morte straziante di un proprio caro con questa diagnosi, oppure, quando chi scrive è il paziente stesso, nel resoconto disperato di cicli di chemioterapia con relativi effetti collaterali atroci, in nome di una continua lotta contro un nemico invincibile che alla fine ti priva di una vita normale. In particolare trovo molte informazioni negli articoli della fondazione Felix Burda. La madre del figlio morto di cancro all'intestino dell'editore Hubert Burda ha istituito la fondazione per contribuire alla ricerca nella battaglia contro questa malattia e per dare agli altri più possibilità di sconfiggerla. Qui trovo fatti veri raccontati in modo molto accurato e, per quanto io possa giudicare, anche competente. Purtroppo però non riescono a tranquillizzarmi, anzi.

Fino al primo pomeriggio di questo terribile 3 marzo – con tutte le riserve rispetto alle informazioni attinte da Internet – una cosa è certa: nel nostro caso non abbiamo a che fare solo con un cancro ma ci troviamo davanti allo scenario del caso in assoluto peggiore. Franziska non ha solo un tumore all'intestino che si può trattare con radioterapia e interventi chirurgici nella speranza di distruggere tutte le cellule maligne, il suo tumore si è già diffuso e non soltanto negli organi più vicini, è arrivato fino ai polmoni.

Se per di più viene confermato il sospetto del dottore e sono già compromessi sia i linfonodi sia il peritoneo, secondo la cosiddetta classificazione TNM, che suddivide il cancro in stadi (T, grandezza ed estensione del tumore primario; N, stato dei linfonodi; M, presenza di metastasi), considerati tutti e tre i parametri ci troviamo di fronte all'ultimo stadio e quindi il più grave.

Una pagina Internet di statistiche in cui sono mostrati i grafici delle possibilità di guarigione e del tasso di sopravvivenza delle diverse malattie tumorali secondo la classificazione TNM mi dà il colpo di grazia.

Mi ricordo del linfoma di Hodgkin, il cancro alle ghiandole linfatiche di quasi vent'anni fa. Nonostante lo spavento, fin dall'inizio avevamo potuto contare su una ragionevole speranza di guarigione: i medici avevano parlato di circa l'ottanta per cento di probabilità di completa remissione.

Adesso guardo le statistiche secondo cui, in base allo stadio della sua malattia, mia sorella raggiungerà il magico livello di cinque anni di sopravvivenza.

Scoppio a piangere. Per la prima volta, oggi.

Ha a malapena il cinque per cento di probabilità di farcela.

## 2

Lunedì, 6 marzo. Nel tardo pomeriggio Franziska ha il colloquio con un'oncologa della clinica. Domenica, io e mia madre partiamo per il lago di Ammer, in un fine settimana in cui le previsioni annunciano un colpo di coda dell'inverno con neve, ghiaccio e caos sulle autostrade. In qualche modo, giungiamo in Baviera come su una slitta, entrambe assolutamente consapevoli che «peggio di così non può andare».

Ammiro mia madre: ancora una volta dà prova della sua straordinaria capacità nel mantenere i nervi saldi in situazioni critiche e nel fare con calma e decisione quel che c'è da fare. Non si lamenta mai. Impacchetta semplicemente le sue cose e si accinge a combattere l'incombente battaglia al fianco della sua figlia più piccola. Mio padre la sostiene rimanendo a casa a occuparsi dei loro tanti animali; può stare tranquilla perché tutto è in buone mani, non deve preoccuparsi di nulla.

Ammiro anche mia sorella. Quando arriviamo domenica, ha un'aria estremamente compassata. È più pallida che negli ultimi mesi, si vede che non sta bene, e adesso sappiamo anche il perché. Ma neppure lei si lamenta. Per qualche minuto ci abbracciamo tutte e tre, io, Franziska e mia madre, senza dirci una parola; è come se abbracciandoci facessimo una muta promessa l'una all'altra: affronteremo tutto questo insieme. Franziska può contare sul nostro totale sostegno. Non sarà mai sola nella sua battaglia, neanche per un secondo.

In questo fine settimana, vedo mio cognato Christian sconvolto, ma in un certo senso sollevato. È infinitamente grato a mia madre per essere lì. È talmente stressato per il lavoro che non avrebbe saputo come affrontare da solo la situazione.

Johannes, mio nipote, appare completamente rinchiuso in se stesso. È già da un po' che l'adolescenza tende a isolarlo, ma adesso il suo comportamento è peggiorato. Sa che sua madre è molto malata, ma nessuno gli ha parlato della gravità delle sue condizioni. Tuttavia, è un ragazzino molto sveglio, intelligente, attento; non ci vorrà molto prima che lo capisca. In ogni caso, nessuno di noi, né i suoi genitori, né sua nonna, né tantomeno io, riusciremo a parlargli apertamente. Johannes si è barricato dietro tutte le sue barriere di autodifesa.

Clara con i suoi due anni non ha capito ancora nulla. È semplicemente contenta che noi siamo qui. Col tempo si affezionerà sempre più a mia madre, a cui è già molto legata e con cui rimane volentieri.

Quando riparto per Wiesbaden il lunedì mattina presto, mi sento un disertore. Ma mia madre mi convince che è giusto così. La casa di mia sorella è troppo piccola (non si sono ancora trasferiti). In fondo non c'è nulla che io possa fare; mia madre ha già perfettamente sotto controllo sia i bambini sia gli animali. E poi anche Franziska vuole che adesso mi dedichi soprattutto al lavoro e che consegni il nuovo libro in tempo.

Mi sembra molto sicura di sé, molto forte. Senza dubbio io sono molto più sconvolta e nel panico di lei.

Franziska è tranquilla per diverse ragioni. Da un lato è una donna che agisce in modo concreto e razionale nelle situazioni critiche. Affronta le sfide sforzandosi di agire con freddezza. È sempre stata così. Dall'altro conosce benissimo la situazione. L'ha già vissuta diciotto anni fa. Naturalmente sa che questa volta le sue condizioni sono più gravi, ma sa anche quello che l'aspetta; non si trova davanti a uno spaventoso muro di fitta nebbia. Dio solo sa quanto siano pesanti i cicli di chemioterapia e radioterapia, ma ci è già passata e alla fine tutto è andato bene. Anche se può suonare strano in questo caso, per quel che riguarda il cancro ha un atteggiamento positivo.

E poi non è il tipo che fa yoga o training autogeno: ha le sue tecniche segrete e le sue risorse mentali. Durante il fine settimana, con grande forza interiore è riuscita da sola a tirarsi fuori dalla cupa disperazione in cui era precipitata venerdì subito dopo aver appreso la diagnosi.

In questo lunedì mattina mi separo da una donna che non mente a se stessa sulla gravità delle sue condizioni, ma che ha deciso di non darsi per vinta. Che lotterà, che ha piena fiducia in sé e nella sua forza. Mi sembra sia il modo migliore e più sensato per prepararsi a quel che succederà.

Come ho detto è lunedì mattina presto.

La sera dello stesso giorno è una donna distrutta. Senza speranze e assalita dalla paura di morire. Dovrà prendere il Tavor per contrastare i suoi attacchi di panico. Fino alla fine non potrà più fare a meno di questo farmaco. Poco più tardi uno psicologo accerterà che è rimasta profondamente traumatizzata.

E colei che, in appena trenta minuti, riesce a farla sprofondare in questo stato è nientemeno che l'oncologa con cui Franziska ha appuntamento.

Non ho mai diffidato dei medici in generale, e non lo faccio tuttora. Ne conosco di fantastici e ne ho conosciuti di altrettanto fantastici anche durante la malattia di mia sorella. Senza l'omeopata di Francoforte che ci ha accompagnati per tutto il tempo, senza il suo sapere, la sua sensibilità e la sua profonda umanità, non avremmo superato la maggior parte dei momenti di crisi che abbiamo dovuto affrontare. Mia sorella è entrata e uscita da numerosi ospedali in tutta la Germania e abbiamo sempre incontrato medici cui oggi non possiamo che essere grati per l'impegno profuso e la grande capacità dimostrata. Alla fine, nel reparto di pneumologia del complesso ospedaliero Hochtaunus di Bad Homburg abbiamo vissuto sulla nostra pelle quanto ci si possa sentire protetti in un ospedale con medici e infermiere che trattano con gentilezza, rispetto e considerazione anche i malati terminali e che tengono sempre aperto uno spiraglio di speranza, un atteggiamento, a mio parere, immensamente importante.

Ma abbiamo incontrato anche medici il cui comportamento, ancora oggi, mi lascia sconcertata, in particolare perché mi chiedo come un uomo possa lavorare al servizio degli altri quando lui stesso tratta con un tale disprezzo, una tale ostilità e senza farsi scrupolo alcuno chi si trova in situazioni senza via di scampo. E mi chiedo anche come sia possibile accettare la quantità di diagnosi sbagliate che certi medici vanno formulando – cui non segue neanche la minima parola di scuse e con cui, senza motivo, gettano ancora di più nello sconforto pazienti già spaventati e terrorizzati – e come nondimeno si possa tollerare che chi ha sbagliato in modo madornale senza aver condotto analisi approfondite non subisca alcuna precisa conseguenza.

Ci sono ancora troppi medici cui si dovrebbe consigliare di cambiare lavoro o di iscriversi a un corso intensivo di empatia. E lo dimostrano proprio i medici che persino in situazioni difficili e indubbiamente angoscianti mettono al primo posto la dignità del paziente: questi ultimi sono anche uomini, gli altri sono solo medici.

L'oncologa, che il 6 marzo Franziska incontra da sola – non volle essere accompagnata da nessun familiare –, le comunica senza mezzi termini che non c'è speranza, nessuna, «non con questo quadro clinico». I cicli di chemioterapia e di radioterapia, da cominciare il prima possibile, e un successivo intervento chirurgico per asportare il tumore nell'intestino potranno solo rallentare un po' il progredire della malattia, niente di più. Le metastasi ai polmoni sono inoperabili, dunque è escluso che possa sopravvivere a lungo poiché questa certezza la si può avere solo con un intervento su di esse. Si potrà ricorrere solo alla chemioterapia che comunque ha una durata precisa e limitata. Poi la fine. Probabilmente entro quest'anno. E fino a quel momento passeranno mesi tremendi.

Come ci racconta lei stessa dopo la visita, mia sorella si sente assolutamente stordita, cade in una sorta di stato di shock. Non è solo quel che la dottoressa le dice, ma anche come. Spara la sua raffica di sciagure come se parlasse del tempo. Mia sorella è solo una voce da spuntare sulla sua lista delle cose da fare quel giorno. Niente di più.

Franziska ha la sensazione di non trovarsi nello studio di un medico ma davanti a un plotone di esecuzione. Quando riesce a parlare di nuovo, dice: «Ho dei figli. La mia bambina ha appena due anni».

«Questo non cambia nulla» risponde la dottoressa.

Anche questa risposta la coglie impreparata. Voleva solo dire: Io. Sono. Una. Persona.

Perché, a quanto pare, alla sua interlocutrice non è chiaro.

Tuttavia la citazione dei figli fa scattare d'un tratto la vena creativa della dottoressa, anche se dubito che la grandiosa proposta che sottopone a mia sorella sia nata spontaneamente. È più probabile che faccia parte di un trattamento standard riservato alle pazienti terminali cui non rimane più molto tempo da vivere e che hanno figli.

«In questo caso» aggiunge, «al suo posto comincerei a produrre la documentazione della sua morte.»

Franziska non capisce...

«Un album di fotografie» spiega la dottoressa, «in cui annotare i suoi pensieri, i suoi sentimenti, tutto, man mano che si avvicina alla morte. E in cui apporre fotografie. Il suo aspetto non sarà più quello di oggi. Lo consideri un dono per i suoi figli, così potranno sfogliarlo ogni volta che vorranno. Lo compri già domani.»

La voce monocorde di qualche attimo prima ha assunto una tonalità quasi allegra, tanto fantastica trova la sua idea. Non c'è davvero niente di meglio da fare per due bambini che guardare come è morta mamma mentre piove di domenica o durante le lunghe sere d'inverno.

Franziska si alza e ringrazia. È già ricoverata in questa clinica perché è stato deciso che farà qui la chemioterapia. Ritorna nella sua camera e telefona a casa. Risponde nostra madre e lei scoppia a piangere. Non dice nulla. Piange e basta.

«Come un animale in trappola» dice mia madre più tardi. Dal telefono sente che, a quanto pare, due infermieri, spaventati dal pianto disperato, si sono precipitati nella camera.

«Merda» dice uno, «un suicidio è proprio l'ultima cosa di cui ho voglia stasera!»

Grazie al cielo si sbaglia. Franziska non ha intenzione di togliersi la vita. Mi domando però se nella clinica non sia stato registrato un aumento del tasso di suicidi dei pazienti che hanno avuto un colloquio con questa oncologa.

Non mi meraviglierei.

Come avremo modo di sperimentare, i medici giustificano la scelta di sbattere in faccia in modo tanto brutale una diagnosi di morte a un paziente adducendo due possibili motivazioni: la prima fa riferimento al più recente studio americano che, a quanto pare, avrebbe dimostrato che i pazienti cui viene spiegata fin dal principio la gravità della propria condizione sviluppano una immensa resistenza e raccolgono tutte le proprie forze, a dispetto della prognosi infausta, per sconfiggere la malattia.

A prescindere dal fatto che a me personalmente sembra un approccio un tantino rischioso, è quanto meno fuori discussione che le persone sono diverse e reagiscono in modo diverso. Dunque non può essere giusto assumere un comportamento standard da usare in modo indiscriminato e senza rendersi conto di chi si ha davanti.

La seconda motivazione ha a che fare con la verità.

«Era mio dovere dirgli/dirle la verità!» dichiarano. Ma in questi casi qual è la verità? Di certo il medico dice quel che lui ritiene essere la verità. Si basa sulla propria esperienza e su probabilità statistiche; dimostrerebbe la sua diagnosi persino nel dubbio. Un buon medico invece vede qualcos'altro: il decorso individuale della malattia e del destino della persona che gli sta davanti. Che non conosce e non può conoscere. A mio parere, il fatto che il paziente si trovi ancora lì dovrebbe far sempre pensare a una cosa: dare spazio alla speranza. Senza correre il rischio di scontrarsi con la verità, perché lo sappiamo tutti: il medico può non essere sicuro.

La speranza è capace di scatenare forze straordinarie nelle persone. Secondo me distruggerla fin dal principio nel caso di una malattia grave, molto grave, è da sconsiderati.

Premetto che nulla di quel che, in questo triste giorno di marzo, questa dottoressa sbatte in faccia a mia sorella in nome della «verità» si avvera. Ma sarà impossibile ricostruire la fiducia e la speranza distrutte in pochi minuti dalle sue parole.

# 3

Perché questo cancro all'intestino? È una domanda che ci dà il tormento in queste prime settimane. Le risposte dei medici che consultiamo ci sembrano evasive, ma ci fanno intendere che Franziska è insolitamente giovane per questa malattia. Il cancro all'intestino si può manifestare a qualunque età ma soprattutto in età avanzata. L'età media per un cancro all'intestino è sessantacinque anni. Il servizio sanitario nazionale offre il test del sangue occulto nelle feci dopo i cinquant'anni e la colonscopia dopo i cinquantacinque anni. Analisi regolari per una diagnosi precoce in persone più giovani vengono consigliate solo in caso di rischio elevato.

Franziska ha appena compiuto quarantun anni. E comunque la si rigiri non rientra nella categoria del «rischio elevato». Un rischio elevato si presenta quando in famiglia ci sono già stati casi di cancro all'intestino, in particolare parenti di primo grado, quindi genitori o fratelli. Non è il nostro caso. Non abbiamo nessun parente di primo né tantomeno di secondo o qualunque altro grado che si sia ammalato di cancro all'intestino. Ci sono stati due casi di cancro nelle loro relative famiglie, ma in quale famiglia non è così? Quindi la familiarità va scartata.

Ad aumentare o ridurre il rischio contribuisce poi anche lo stile di vita. Per quel che riguarda il cancro all'intestino, l'alimentazione è di cruciale importanza. Secondo alcuni studi le persone che mangiano regolarmente carni rosse, in particolare di manzo o maiale, hanno circa il cinquanta per cento di probabilità in più di sviluppare un tumore all'intestino nel corso della propria vita. Altri fattori altrettanto determinanti sono una dieta povera di fibre, una vita sedentaria e il sovrappeso.

Ma anche da questi punti di vista non è il nostro caso. Franziska non è proprio vegetariana come me, ma mangia la carne talmente di rado che le possibilità che questa possa essere stata la causa sono bassissime. Quanto alla dieta ricca di fibre è un po' negligente, più o meno come la maggior parte di noi: ogni tanto una «malsana» pizza piena di olio per far piacere ai bambini. Ma poi di nuovo insalata e verdura.

Quanto alla vita sedentaria, è l'ultima persona che conosco cui si possa rimproverare una cosa del genere. Franziska è sempre in movimento. Assolutamente una «sportiva», per lei niente è più noioso e snervante come starsene a casa a far nulla o a poltrire sul divano. È sempre fuori, comunque sia il tempo. A cavallo o in giro in bicicletta. Che piova, ci sia vento, nevichi, a lei non importa; esce lo stesso per lunghe passeggiate con i suoi cani. Per questo è voluta andare a vivere in campagna. Per essere circondata dalla natura e avere più possibilità di muoversi all'aria aperta.

Rimane il sovrappeso. Che è una conseguenza del fattore appena considerato. Franziska è sempre stata snella. Piuttosto che a ingrassare ha la tendenza a dimagrire. Allora perché questa diagnosi terribile? Solo un capriccio del destino?

Alla fine di marzo risolvo l'enigma per puro caso. Un cliente di Klaus, mio marito, ci ha invitato a cena. A un certo punto nomina la figlia che avrebbe dovuto essere presente alla cena con noi. Purtroppo però non c'è perché è sopraggiunta la visita di controllo a Heidelberg per il linfoma di Hodgkin. Di colpo drizzo le orecchie. A parte Franziska non ho mai conosciuto nessuno con il linfoma di Hodgkin né parenti di qualcuno con questo male. Dopo tutto si tratta di una malattia piuttosto rara.

Mi mostro interessata all'argomento e il cliente chiarisce: sua figlia in realtà non è andata alla visita di controllo per il linfoma di Hodgkin, ma più precisamente, parole sue, alla «visita di prevenzione per il tumore conseguente al linfoma». Così scopro correlazioni di cui non avevo idea che però mi fanno vedere quel che sta accadendo a mia sorella sotto una nuova luce.

Alla fine degli anni Ottanta, quando mia sorella si ammalò di linfoma di Hodgkin, i postumi della terapia, soprattutto della speciale radioterapia cui bisognava assolutamente sottoporsi per sconfiggere la malattia, non erano ancora noti. Col tempo sono stati studiati e ne è stata accertata la gravità: un numero significativamente elevato di pazienti, una volta affetti dal linfoma di Hodgkin, ha sviluppato negli anni successivi un altro tumore, e alla fine il sospetto che si trattasse di una possibile conseguenza della terapia è stato confermato. Questo nuovo tumore non ha nulla a che fare con i normali fattori di rischio e non rientra nei classici protocolli per la diagnosi precoce o prevenzione. Finché gli interessati non vengono informati di questi postumi non possono immaginare quale subdolo pericolo incombe su di loro.

Il veleno e le radiazioni distruggono il cancro alle ghiandole linfatiche. Ma distruggono anche il tessuto sano. E il corpo si vendica.

La figlia di questo cliente ha avuto fortuna. La clinica universitaria di Heidelberg, in cui a suo tempo aveva eseguito la terapia, scrisse in seguito a tutti gli ex pazienti per metterli al corrente di questo possibile rischio, consigliando loro di sottoporsi una volta all'anno a una visita di controllo per scoprire il prima possibile un tumore conseguente.

«Prima o poi si sviluppa in qualunque punto» disse un medico, «e allora noi lo becchiamo subito.»

Se l'ospedale di Monaco in cui è stata curata Franziska abbia avviato un simile «piano di segnalazione» o no non sono in grado di dirlo. In ogni caso, Franziska non ha mai ricevuto una lettera. Nel frattempo però si è sposata, cambiato cognome, e trasferita due volte con la famiglia. Di certo, non sarebbe stato facile trovarla, e un'eventuale lettera sarebbe tornata indietro con la nota «Trasferito senza lasciare recapito».

La maggior parte dei medici concorda sulla concreta correlazione tra il trattamento per il linfoma di Hodgkin a cui si sottopose allora e il tumore all'intestino sopraggiunto oggi. La considerano molto probabile. Posso solo supporre il perché non si siano pronunciati in questa direzione all'inizio. Forse per un istintivo senso di difesa contro tutto ciò che anche soltanto lontanamente puzza di «diritto al risarcimento danni».

Ma questo è l'ultimo dei nostri pensieri. Tutta la nostra famiglia si trova in un frangente talmente difficile che dobbiamo mettercela tutta per superarlo.

Non possiamo occuparci di nient'altro.

# 4

Dopo il colloquio con la sensibile oncologa e un drammatico crollo psicologico, Franziska lascia immediatamente l'ospedale. In seguito a un episodio del genere, è chiaro che la fiducia viene a mancare. Decide per la clinica di Monaco, dove a suo tempo era stata curata per il cancro alle ghiandole linfatiche e aveva partorito i suoi figli. In questo ospedale si è sempre trovata bene.

Proprio il giorno del suo ricovero comincia uno sciopero generale dei medici.

«Ci mancava anche questa» mi dice al telefono mia madre in tono sconsolato. Che si comprendano o no le ragioni dei medici che chiedono una più alta retribuzione e migliori turni di lavoro, chiunque si appresti a combattere una malattia che può portare alla morte considera uno sciopero di questo tipo una grossa complicazione in una situazione già abbastanza difficile. Ovviamente, gli ospedali garantiscono la presenza di un'équipe d'emergenza permanente, ma il problema è che così i pazienti hanno a che fare sempre con medici diversi, che non hanno la possibilità di seguire un caso dall'inizio alla fine e con cui quindi non si può instaurare un rapporto di fiducia. Franziska conosce ogni giorno un medico nuovo che, cartella clinica in mano, aggrotta la fronte per cercare di capire il più velocemente possibile di cosa si tratta e cosa bisogna fare. Mia madre, che nel frattempo ha trovato un nido che si occupa di Clara per mezza giornata, e che si ferma spesso in clinica – dopo l'episodio con l'oncologa sembra essere il cane da guardia della figlia –, un giorno, letteralmente all'ultimo momento, sulla cartella clinica che una dottoressa ha posato per un attimo sulla scrivania, legge il nome di un'altra paziente. Di conseguenza, con molta probabilità, a Franziska è stato somministrato anche un altro tipo di chemioterapia. La dottoressa superstressata che risponde di questi errori reagisce come se avesse la testa tra le nuvole. «Oh, lei non è il cancro alle ovaie» dice, e poi aggiunge perplessa: «Allora, per amor del cielo, lei chi è?»

Quella di Franziska è una terapia intensiva, estremamente dura perché la sua malattia è progredita molto. Dalle informazioni che ho raccolto per non farci cogliere impreparati, nessun'altra chemioterapia ha effetti collaterali tanto pesanti.

La sera prima dell'inizio della terapia mi telefona dall'ospedale.

«Che stai facendo?» le chiedo.

«Sono seduta sul letto, mi sto accarezzando le gambe. Sai, è come se vedessi il mio corpo per la prima volta. Mi rendo conto solo ora di quanto mi appartenga, di quanto lo ami. Da domani mi ci pomperanno dentro questo tremendo veleno. È un po' come se gli stessi dicendo addio.»

Le iniettano 5 FU-Oxaliplatino, un ciclo dopo l'altro. Il vantaggio di questa chemioterapia è che ai pazienti non cadono i capelli. Franziska ne è molto sollevata, soprattutto perché così, una volta fuori, nessuno potrà pensare che sia malata di cancro. D'altro lato però è una terapia estremamente aggressiva. Alcuni la sopportano meglio, altri peggio.

Mia sorella non la sopporta affatto.

Dal secondo giorno sta talmente male che smette di mangiare, bere e parlare. Giace semplicemente a letto, e si sforza di evitare anche il minimo movimento, poiché tutto acutizza quella nausea insopportabile. Provo a chiamarla tutti i giorni, ma riesco a parlare solo con mia madre.

«Tschesie non ce la fa. Sta di nuovo molto male.»

Questa diventerà la risposta standard. La continua nausea di mia sorella assumerà un carattere preoccupante soprattutto per quel che riguarda la sua incapacità di mangiare. Il vassoio del pranzo che le viene portato ogni giorno viene sempre ritirato completamente intatto. Il che non sembra dar fastidio a nessuno. Mia madre fa sempre presente alle infermiere che è pericoloso, ma loro rispondono facendo spallucce. «Di questo deve parlare con un medico.»

Ma non è così facile beccare un medico di riferimento. Non ce ne sono: c'è ancora sciopero.

Mia madre comincia a portare in ospedale piccole gustose porzioni di cibo cucinato a casa. In questo modo la situazione si allenta un pochino, quanto meno adesso Franziska riesce a mandar giù qualche boccone di tanto in tanto. Ciononostante, alla fine di aprile ha perso dodici chili.

Contemporaneamente si sottopone alla radioterapia che distrugge i tessuti della pancia e del bacino causandole tremende scottature. Guardando Franziska, sia mia madre sia mio cognato hanno l'impressione che si stia esagerando con la radioterapia, che quelle scottature possano avere effetti negativi sul tumore e compromettere anche la sua salute in generale.

Persino una delle dottoresse sembra avere lo stesso sospetto. Durante un giro di visite con il professore di turno, gli dice sottovoce: «Forse dovremmo sospendere la radioterapia. La paziente non la sopporta più!»

Lui lancia una rapida occhiata a Franziska. «Andiamo avanti» dice poi secco. E mentre esce dichiara: «Io vado sempre fino in fondo!»

Solo che le conseguenze del suo andare fino in fondo le subiscono gli altri, mica lui. Un paio d'anni più tardi, per caso incontro un altro paziente di questo professore. Quando gli racconto che anche mia sorella è stata in cura da lui, mi guarda fiducioso: «E ce l'ha fatta? Perché se ce l'ha fatta non deve più preoccuparsi. Se è sopravvissuta a quel ciarlatano, non l'ammazza più niente!»

Purtroppo però, al momento non siamo affatto nella condizione di fare dell'ironia. Franziska sta sempre peggio. Sia dal punto di vista fisico sia da quello psicologico. Cade sempre più nello sconforto. Quello di cui ha bisogno, quello di cui noi tutti abbiamo assolutamente bisogno, è una buona notizia, una qualunque. Ma non è così, anzi. Nel frattempo mia madre è riuscita ad avere un colloquio approfondito con un medico. Il quale le espone il tutto con un minimo di delicatezza e tatto, ma non può darle nessuna speranza.

«Cerchiamo di guadagnare tempo» dice. «È tutto quello che possiamo fare.»

«Quanto tempo?» chiede mia madre.

«Forse un paio d'anni. Al massimo. Il problema più grosso sono le metastasi ai polmoni. Sono assolutamente inoperabili. E tra poco non reagirà più alla chemioterapia.»

Due anni.

Quando mia madre mi racconta del colloquio, mi sento mancare.

Perderò mia sorella.

Perderò la persona senza cui non riesco a immaginare di continuare a vivere.

# Aprile-maggio 2006

## 1

Mentre mia sorella combatte con la chemioterapia, mia madre, settantenne, manda avanti una casa con una bambina piccola, un adolescente, tre cani, due gatti e tre anatre, oltre a fare da infermiera e madre spirituale al capezzale di sua figlia in ospedale, e mio padre, a casa, si occupa dello zoo che mia madre ha messo su durante il suo lavoro nella protezione animali, io che faccio? La cosa più sensata che si possa fare in una situazione del genere: sprofondo nella peggiore crisi di tutta la mia vita.

Io e Franziska non siamo gemelle. Ma il nostro legame è molto intenso, quasi simbiotico. In effetti, da bambine molta gente ci prendeva per gemelle. Ci vedevano come una cosa sola, la nostra incrollabile coesione talvolta intimidiva chi ci stava di fronte ed era impossibile pensare all'una senza l'altra.

La possibilità, adesso assolutamente concreta, di perderla per una terribile malattia e di dover assistere alla sua straziante morte senza poter fare nulla per impedirla mi getta nella più cupa disperazione immaginabile. Ne rimango completamente traumatizzata, è come se lì a Monaco mi stessero privando della mia stessa linfa vitale. Non dormo più, non mangio più. Per la prima volta nella vita non sono neanche più in contatto con mia sorella, perché a causa della sua nausea sempre più grave quasi non riesco più a parlare con lei. Prego in continuazione mia madre di permettermi di andare a Monaco, ma lei me lo sconsiglia per il bene di Franziska: al momento è meglio che non abbia tanta gente intorno, deve concentrarsi solo sulla chemioterapia, che tra l'altro, già dopo il secondo ciclo, è stata interrotta in massa da altri pazienti perché non la sopportavano più. In altre parole: adesso darei solo fastidio.

Quanto meno, nel frattempo ho terminato e consegnato il mio libro. Dedico tutto il mio tempo e le mie energie a scavare in Internet alla ricerca ostinata e instancabile di un nuovo ritrovato capace di salvarla. Non so esattamente cosa cercare, ma credo che se dovesse apparirmi davanti qualcosa del genere lo capirei al volo. Come la prima volta che avevo fatto ricerche sul cancro all'intestino, mi imbatto però soprattutto in tristi racconti che mi buttano ancora più giù. Mio padre, che vado a trovare nel fine settimana, sentenzia che ho un'aria davvero malata e mi supplica di lasciar perdere questo «dannato Internet». Mi mette in guardia sulla superficialità dei tanti documenti e sulle storie senza un minimo di fondamento che circolano indisturbati in rete. Siccome sono assolutamente ignorante in medicina, dice, non potrei distinguere il grano dal loglio.

Gli do senz'altro ragione. Ma non riesco a smettere di cercare. Qualche settimana più tardi, trovo in effetti una nuova strada decisiva.

Fino ad allora, giorno dopo giorno mi faccio risucchiare in una spirale che mi trascina sempre più giù. Quando la mia amica Birgit, che non vedo da tempo, viene a trovarmi, ha un sussulto. «Oddio quanto sei sciupata! Ma stai mangiando?»

E poi è il turno del fotografo che la mia casa editrice ha prenotato da tempo per farmi delle fotografie per il libro che uscirà in autunno. Poiché piango tanto e dormo poco, i miei occhi sono sempre gonfi e assomiglio a uno zombi. Provo a far cambiare idea sulle fotografie alla mia editrice, ma con dolcezza e molto tatto lei mi fa notare un'incontrovertibile verità: «Mia cara, porti molto bene i tuoi quarantadue anni. Ma l'ultima fotografia che abbiamo di te risale a quando ne avevi trenta. Non possiamo più usarla!»

Il fotografo, che si presenta da me con il suo assistente, è un tantino impietoso. «Cavolo! Cos'hanno i suoi occhi? Come faccio a fare delle foto decenti?»

Alla fine deve ritoccarle completamente. La mia pelle sembra tanto liscia che avrebbero potuto benissimo utilizzare la foto di quando avevo trent'anni. Per non parlare dell'espressione: sulla vecchia foto sorrido raggiante alla macchina fotografica. Sulle nuove fotografie ho un sorriso tirato e stentato.

All'inizio di aprile sto così male psicologicamente che sia mio marito sia mia madre mi pregano di farmi aiutare da un professionista. Mia madre mi parla delle tante brochure disseminate nelle sale d'attesa dell'ospedale rivolte ai parenti dei malati di cancro, che trattano delle loro particolari problematiche. Per lo più sono scioccati proprio come gli stessi pazienti. Ma al tempo stesso devono fare di più: sostenere il malato, confortarlo, infondergli coraggio e tirargli su il morale. Davanti a lui devono mettere da parte le proprie paure e preoccupazioni; in altre parole: per molte ore della giornata devono recitare un ruolo impegnativo. Tutto questo mentre devono andare avanti con la propria vita, la propria famiglia, il proprio lavoro. Poiché ci si concentra innanzitutto sulla condanna a morte del malato di cancro, gli altri trascurano completamente se stessi e i propri bisogni e si accorgono di come si siano consumati lentamente spesso solo troppo tardi.

«Ai parenti dei malati di cancro il sostegno psicologico viene vivamente consigliato» dice mia madre. «È una cosa semplice, perché non vuoi provarci?»

Perché non è semplice. Innanzitutto non è semplice trovare subito qualcuno che ti aiuti. E poi mi blocca anche il senso di colpa. Vedo quel che mia madre fa ogni giorno nonostante abbia quasi trent'anni più di me. È eccezionale e sembra infaticabile. Mentre io, che non faccio assolutamente nulla, mi dispero. Solo dopo capisco quanto sia più complessa la situazione. Mia madre sposta ogni giorno una montagna, è vero, ma l'attiva battaglia sul fronte le dà anche la consapevolezza di fare qualcosa di utile in quest'incubo tremendo, e questo la rende più forte. Io invece mi sento sempre più impotente. Questa impotenza mi logora, e dentro di me la paura della perdita prende il sopravvento: mi divora completamente.

Ho bisogno di aiuto.

Mi chiedo a chi potrei rivolgermi soprattutto la notte, che passo vagando per casa. Qualcosa mi dice che uno psicologo o uno psicoterapeuta non è ciò di cui ho bisogno adesso. Dovrei trovare qualcuno che sia adatto alle mie esigenze e ora non ho il tempo né di cercare né di fare prove. E poi tutto questo è enorme. Un medico, un terapeuta non bastano, la mia crisi è troppo esistenziale. Riguarda una parte della mia vita per cui nessuno mi sembra avere la giusta competenza.

Poi una notte mi viene l'illuminazione. In questa situazione assolutamente disperata, che nessuno finora ha rischiarato con il minimo barlume di speranza, il Signore rimane il mio unico, l'ultimo punto di riferimento.

In questo non sono brava, per niente. Il mio senso religioso si limita a quello che ho ricevuto da bambina – almeno nella mia generazione era ancora così – ma poi crescendo non l'ho mai approfondito per me stessa. Esiste davvero un Dio? È una domanda che non mi sono mai posta, in realtà prima d'ora non ci avevo mai pensato. Ma prima d'ora non mi ero neanche mai trovata in una situazione tale da dover affrontare questo tema seriamente.

Mi è chiaro che ho bisogno di qualcuno che mi aiuti a riconciliarmi con il Signore, e mi viene in mente il nostro parroco. Anche questa è una cosa assolutamente nuova nella mia vita. Un conto è la religione, la fede, un altro la chiesa e i suoi rappresentanti con cui ho sempre avuto problemi e da cui ho sempre mantenuto le distanze; il tutto dipende in realtà da un prete sgradevole con cui ho avuto a che fare da ragazza e che mi ha portato a sviluppare questo atteggiamento di rifiuto verso tutta la categoria. In vita mia non ho neanche mai cercato il contatto con un prete, tranne l'anno scorso quando abbiamo fatto battezzare la nostra bambina di quattro anni. Quella fu comunque un'esperienza molto positiva. Per il colloquio obbligatorio prima del battesimo, il parroco venne a casa nostra, gli offrii caffè e dolcetti in terrazzo, e chiacchierammo piacevolmente per più di un'ora. Di argomenti non propriamente religiosi. È sposato, padre di due bambini piccoli, conduce una vita normale. Mi è sembrato un uomo impegnato, con una fede molto forte ma dalla mentalità aperta al tempo stesso.

Ma non me la sento comunque. Anche perché io sono esattamente il genere di persona che si ricorda di Dio solo quando le cose non vanno per il verso giusto. Da quando viviamo in questo quartiere di Wiesbaden, sono entrata in chiesa solo due volte; una volta per il battesimo e l'altra per la messa per le famiglie il pomeriggio del 24 dicembre, quando mia figlia ha fatto l'angelo nella recita di Natale e, due ali di plastica bianca attaccate sulla spalla, ha recitato questa indispensabile battuta: «Deve essere là!» (la grotta di Betlemme).

Mi immagino quel che dirà il prete: tipico! Adesso viene sulle ginocchia!

Eppure lo sento dentro di me. È come se qualcosa mi attirasse. Questa è la strada che devo percorrere adesso. L'unica strada.

È anche chiaro che mia sorella non dovrà mai saperlo. Proprio perché fare una cosa del genere è talmente insolito per me, lei penserebbe subito al peggio per quel che riguarda la sua malattia. Così la mia decisione di rivolgermi a un prete sarà una delle poche, forse l'unica cosa che le terrò segreta per sempre.

Quando alla fine, dopo averci pensato e ripensato a lungo, lo chiamo la sera, si dimostra gentile e disponibile, e mi dà subito un appuntamento nel suo ufficio per l'indomani mattina alle nove. Non gli dico ancora di cosa si tratta ma parlo solo di una «situazione molto difficile» in cui mi trovo.

L'indomani mattina, alle nove in punto, sono davanti alla sua porta. Mi fa entrare e accomodare. Precisamente a un piccolo tavolo rotondo, e non davanti alla grande scrivania dietro la quale troneggia la sua sedia. Lui si siede accanto a me, ci guardiamo negli occhi. Prima ancora di spiccicare una parola, scoppio a piangere.

Per cinque minuti buoni, il parroco è impegnato solo a passarmi un fazzoletto dopo l'altro. Aspetta con pazienza che io mi calmi e che riesca a parlare. Poi mi chiede: «Mi vuole parlare di cosa la tormenta così tanto?»

Io faccio cenno di sì col capo e gli racconto tutto in modo piuttosto confuso e scoordinato. Della malattia di mia sorella. Di quel che Franziska significa per me. Che io la sento come la compagnia della mia vita, la guida della mia esistenza e che quasi impazzisco al pensiero che potrebbe lasciarci. Che abbiamo scoperto la sua malattia troppo tardi. Gli racconto dell'incontro con l'oncologa. Del colloquio di mia madre con il medico a Monaco. Delle statistiche e delle esperienze degli altri pazienti che trovo ogni giorno in Internet, che sono assolutamente sconvolgenti. Di suo marito e dei suoi due figli, che hanno bisogno di lei.

«Nessuno ci dà una speranza» dico. «Nessuno. Tutti dicono che morirà presto. I dottori. Le statistiche...»

Mi interrompe per la prima volta. Il suo viso ha assunto un'espressione contrariata. «I dottori» ripete, mi sembra piuttosto arrabbiato, «le statistiche!»

Si sporge verso di me, e mi guarda dritto negli occhi. «La prego di credere a quel che le sto per dire. È importante, questa è l'unica verità di cui sono profondamente convinto. E di cui, peraltro, ho continue conferme: se sua sorella vivrà o morirà *non* lo decidono i medici. E *non* lo decidono neanche le statistiche. Soltanto Dio può farlo. Nessun altro. Perciò non si lasci spaventare da tutte queste chiacchiere. Se Lui vuole che lei viva, vivrà. È semplice. O difficile nel caso Lui decida diversamente. *Sia fatta la tua volontà*. Se riuscirà ad accettare questo, sentirà di avere il Suo sostegno. E non la sconvolgerà più l'opinione di nessuno.»

Sebbene in realtà non siano di conforto, le sue parole mi toccano in modo particolare. Neanche lui sa come tutto questo andrà a finire, non può dirmi che andrà tutto bene. D'altra parte, uno potrebbe replicare: cos'altro poteva dire? È il suo lavoro avere questa visione delle cose. Attiene a una sfera imperscrutabile, non dimostrabile.

Ciononostante in questo momento dentro di me accade qualcosa. Finora non sono stata proprio atea, ma dubbiosa e scettica sì, quasi al punto da avere una visione del mondo vicina a quella atea. Non sono dunque incline a immaginarmi le cose. Eppure in questo momento avverto letteralmente la presenza di una forza accanto a me, ho la sensazione di non essere sola. Qualcuno mi sta togliendo una parte del peso dalle spalle. Qualcuno mi sta aiutando a sopportare la paura e sta alleviando il mio senso di disperazione. La solitudine delle ultime settimane svanisce, quella solitudine scaturita da come io vivo la situazione: la nostra piccola famiglia contro la prepotenza di tutti coloro che giorno dopo giorno ci scoraggiano e ci levano la speranza.

Avevo lasciato che i medici avessero tutto il potere su di me. In questo momento vengono spodestati, e – considerato tutto quello che deve ancora accadere che non promette niente di buono – non avranno più il totale controllo dei miei pensieri e dei miei sentimenti.

Affido mia sorella e me a un altro tipo di forza. Una forza, la cui decisione – lo sento – riuscirò ad accettare alla fine nonostante il dolore.

Io e il prete parliamo ancora un po' di Franziska e poi preghiamo per lei. Mi promette che pregherà per lei ogni giorno.

Quando vado via, sento di avere di nuovo la speranza.

Una speranza che sarà messa sempre a dura prova nei prossimi anni. Non è come se avessi semplicemente acceso una luce che di colpo illumina l'oscurità, ma dentro di me si è messo in moto un processo evolutivo che mi accompagnerà tra le avversità e mi aiuterà a non cadere.

Sono profondamente grata al parroco per questo incontro.

# 2

Alla fine di aprile Franziska lascia l'ospedale. La chemioterapia e la radioterapia sono terminate. L'intervento di asportazione del tumore all'intestino è in programma per giugno, nello stesso ospedale. Siccome le sue condizioni fisiche non consentono però la pesante operazione, si deve innanzitutto rimettere in forze in un'altra clinica. Deve raggiungere un determinato peso, altrimenti l'intervento potrebbe saltare. Uno dei suoi medici le ha consigliato una clinica oncologica specializzata che si trova anch'essa in Baviera. Lì si occupano di tutto quel che riguarda il cancro, anche dell'assistenza post-chemioterapia e della preparazione a eventuali interventi necessari.

Franziska si oppone con tutta se stessa a questa soluzione. Sente nostalgia dei suoi figli, vuole tornare alla sua vita di tutti i giorni, e non vuole vedere mai più un ospedale, di qualunque tipo sia. Tra l'altro, la definizione «clinica oncologica» le ricorda una struttura simile in cui a suo tempo fu rimessa in piedi dopo la terapia per il linfoma di Hodgkin. Ma dove rimase solo tre giorni perché volevano obbligarla a partecipare a un corso di ceramica.

Non vi vedeva la ragione.

«Dovrei far girare un tornio da vasaio solo perché ho avuto un cancro?» mi chiese irritata. «Non lo farei comunque. Mi puoi spiegare cosa c'entra?»

In più non si fida degli psicologi che si incontrano nei centri di questo tipo. Durante il suo trattamento per il cancro all'intestino, ha già avuto due volte a che fare con psicoterapeuti che volevano farle capire che doveva essere lei la prima ad accettare la sua malattia e provare «ad abbracciarla come fosse un amico». Il che avrà pure il suo perché, ma io avrei tanto voluto dire ai medici in questione che un tale consiglio si sarebbe scontrato contro un muro nel caso di mia sorella, che è estremamente coerente e razionale, e per di più ha forti riserve nei confronti di tutto quello che può anche solo lontanamente ricordare una ideologia esoterica.

«Non se ne parla» dichiarò senza mezzi termini a uno degli psicologi. «Non accetterò mai il cancro. Né tantomeno lo considererò un amico da abbracciare. Piuttosto è il mio nemico mortale.»

«Non dovrebbe usare questa definizione...»

«Ah, no? E come definirebbe lei qualcuno che tenta di ucciderla con ogni mezzo?»

Alla fine, pressata da tutti noi, acconsente a ricoverarsi di nuovo. Lei stessa ha la sensazione che con le sue sole forze non riuscirà a riprendere peso nel più breve tempo possibile. E comunque prima del ricovero potrà stare a casa due settimane.

Quando vado a trovarla sul lago di Ammer rimango sconvolta dalle sue condizioni. Se prima aveva un aspetto malato e sciupato, adesso sembra l'ombra di se stessa. È talmente dimagrita che si intravedono le ossa. In viso è pallida. La chemioterapia le ha distrutto la mucosa, e così riesce a malapena a masticare e deglutire. Ha un continuo formicolio alle mani e ai piedi e un senso di intorpidimento alle braccia e alle gambe. I nervi glossofaringei non funzionano più, anche per questo non sente appetito.

«Non ho neanche più voglia degli spaghetti alle vongole» mi risponde quando le propongo di andare al suo ristorante italiano preferito. In passato, per questo piatto la mia buongustaia sorella si sarebbe ammazzata.

La cosa che la fa soffrire di più è non potersi occupare davvero di Clara a causa della sua debolezza fisica. Non vedeva l'ora di tornare dai suoi figli, ma adesso deve ammettere che in questo momento non ha le forze per badare a una bambina piccola. Senza il continuo sostegno di nostra madre che arriva dappertutto, non funzionerebbe nulla. E Johannes è sempre più chiuso in se stesso. Tento di spiegarle che in un ragazzo di quasi quindici anni è piuttosto normale, e che non è dovuto solo e per forza alla situazione particolare che sta vivendo la famiglia. Ma questa è solo una magra consolazione. È convinta che la sua malattia farà precipitare nel baratro tutto e tutti quelli che le stanno vicino, famiglia compresa, e che lei non potrà fare nulla per impedirlo.

Io non mi sono mai sentita tanto male per lei.

Tuttavia è così bello stare di nuovo insieme, poterla abbracciare ancora.

L'indomani vuole fare una gita. È una meravigliosa giornata soleggiata di primavera e, dopo il lungo periodo in ospedale, Franziska desidera tanto godersi un po' l'aria aperta. Decidiamo di andare nel paese dove si trova la loro nuova casa, dove si trasferiranno in giugno. O meglio, inizialmente vi si trasferiranno solo suo marito e i bambini; in questo periodo lei sarà in ospedale.

«Ancora una volta il mio tempismo è perfetto» dice. «Se proprio devo avere il cancro, che mi serva a qualcosa. Così mi risparmio un faticoso trasloco, e arrivo quando tutto è pronto!»

Almeno sembra riacquistare il suo senso dell'umorismo. Peccato però che le passi poi completamente nel corso della stessa giornata.

Raggiungiamo il paese in macchina, e mi mostra la casa. Solo da lontano però, perché i vecchi proprietari ci vivono ancora e noi non vogliamo presentarci da loro senza preavviso. La casa mi piace, anche la sua posizione nel piazzale di una strada senza uscita. Circondata da prati e da boschi in lontananza. All'orizzonte si stagliano le Alpi innevate; oggi si vedono bene. È un bel posto dove vivere.

Poi Franziska vuole fare una passeggiata. Lei e suo marito hanno già visitato la zona e la conoscono un po'. Vuole fare un pezzo di strada provinciale – che dovrebbe essere percorsa solo da veicoli agricoli – per poi prendere un sentiero di campagna. Su una collinetta, dice, si trova una croce con sotto una panchina.

«Così possiamo riposarci. Mi sento già stanca.»

In passato questo breve tratto di strada non avrebbe meritato a suo giudizio il titolo di «passeggiata». Nel migliore dei casi si sarebbe trattato dei primi pochi metri di una passeggiata.

Dopo qualche passo, mi rendo subito conto che non ce la faremo mai ad arrivare sulla collinetta e quindi alla panchina. Mia sorella si trascina accanto a me, deve fermarsi ripetutamente, riprendere fiato. Le sue pochissime forze si sono esaurite già solo scendendo dalla macchina. È bianca in viso. E completamente spaventata. Non sapeva quanto fosse debole. È lontana anni luce dalla donna sportiva, sempre in movimento di un tempo. Alla fine si ferma. Non abbiamo fatto neanche cento passi dall'auto.

«Non ce la faccio più» dice, la voce tremante. Mi accorgo che sta cercando di non piangere. «Guarda cosa mi hanno fatto. Sono alla fine.»

Rimaniamo impalate in mezzo alla strada soleggiata senza sapere cosa fare. Franziska non ce la fa ad andare avanti ma neanche a tornare indietro. Riesce a malapena a stare in piedi, e io sento che questo è uno di quei momenti in cui il coraggio e l'ottimismo l'abbandonano completamente.

«Ascolta, stai qui, io vado subito a prendere la macchina» dico.

Lei si volta, e vede quanto è vicina la macchina. Comincia a ridere e, mentre ride, il suo viso scavato viene solcato dalle lacrime.

«No. Non sono sprofondata così in basso. Torno da sola alla macchina.»

Torniamo indietro, lei si appoggia a me. Cerco di tranquillizzarla dicendole che fino a qualche giorno fa è stata sottoposta alla chemio. Che tutti gli altri pazienti, che nel reparto avevano cominciato la terapia con lei, hanno interrotto subito perché non ce la facevano. Che lei ha resistito il più possibile, ma che naturalmente questo l'ha sfinita. Che si ristabilirà. Che potrà tornare ad andare a cavallo. E ad andare in bicicletta. E nuotare. Che potrà fare lunghe passeggiate in questa meravigliosa campagna con la sua famiglia e i suoi cani.

Ma ho la sensazione che non ascolti le mie parole. È completamente immersa nei suoi pensieri. Sembra stare talmente male che la paura mi assale. Quando la rimetto in macchina mi faccio tre segni della croce.

Poi rimane di nuovo immobile. Mi guarda. «Beata te che vivrai» dice.

Esito, nel bel mezzo della mia recita tutto-andrà-bene. Durante la sua malattia ci sono momenti in cui vuole essere tirata su, in cui vuole sentire che quest'incubo finirà. Adesso io dovrei dirle che vivrà a lungo proprio come me. Perché lei ha bisogno del nostro ottimismo, non importa quanto sia difficile per noi.

Tuttavia adesso, qui, in mezzo alla strada tra questi prati rigogliosi, ci pervade una reciproca profonda sincerità.

*Beata te che vivrai.*

Le dico quel che sento. Dico: «Ma tu lo sai, vero, cosa ne sarà della mia vita se tu muori?»

Lei fa cenno di sì col capo, lo sa. Vale la stessa cosa per lei.

Torniamo a casa in silenzio.

La sera siamo tutti seduti a tavola per la cena. Franziska, la sua famiglia, nostra madre e io. Clara non sta mai ferma sul suo seggiolone, Johannes ci racconta qualche simpatico fatto della scuola. Cani e gatti sono sotto il tavolo e ci impediscono di allungare le gambe. In apparenza un bel quadretto familiare del tutto normale.

Ma solo in apparenza.

Franziska succhia il suo «cibo». Poiché deglutire è ancora doloroso e in più ha poco appetito, il cibo normale non va bene. Adesso le è stato prescritto un tipo di alimentazione ipercalorica in forma di liquido contenuto in piccoli flaconi, da bere con la cannuccia, che è disponibile in diversi gusti. Lei ha scelto quello al ribes. In cucina ce n'è in quantità di quella roba; per ricevere l'apporto minimo di calorie deve assumerne quattro flaconcini al giorno. Lei riesce a berne al massimo due. E spesso nella pattumiera mia madre trova questi due flaconi ancora mezzi pieni.

Quando Clara è a letto e Johannes al suo computer, d'un tratto Franziska prende la parola: «Devo dirvi una cosa. Non farò mai più la chemioterapia. Sul serio. Preferisco morire. Non la farò mai più».

Mia madre, che è stata in ospedale per tutto il tempo, ha sentito pronunciare questa stessa frase da molti pazienti, soprattutto da quelli che hanno interrotto in anticipo la terapia perché non sopportavano più gli effetti collaterali, in particolare quella tremenda nausea. «Meglio morire» dicevano sempre.

Franziska dice sul serio, è chiaro a tutti. E rimarrà coerente anche in seguito: quando, dopo l'operazione all'intestino, le verrà consigliata di nuovo la chemioterapia, lei la rifiuterà a proprio rischio e pericolo.

A guardarla così, non si ha comunque l'impressione che debba sottoporsi a un altro ciclo di chemioterapia, in ogni caso non prima di almeno due anni. Nella cerchia della mia casa editrice, so del caso di un uomo che è morto per la chemioterapia, non per il cancro per cui era stata usata. Noi possiamo capire Franziska e dovremmo anche sostenere completamente la sua scelta, ma...

«E come facciamo con le metastasi ai polmoni?» chiede mia madre con aria perplessa.

«Non ci sono altre strade» dice Christian, profondamente sconvolto. «Lo sappiamo ormai.»

Nel frattempo abbiamo consultato tutti i possibili specialisti pneumologi, siamo stati in tutte le possibili cliniche specializzate sui polmoni. Ho contattato chiunque, anche all'estero. E tutti, guardando le radiografie dei polmoni, hanno risposto scuotendo il capo: «Impossibile da operare. L'unica strada è la chemio. E comunque solo per un periodo limitato».

Vale a dire, nel caso decidesse per un nuovo ciclo di chemioterapia, Franziska potrebbe guadagnare poco tempo. Al massimo due anni, è l'opinione concorde di tutti coloro che abbiamo consultato. Due anni... cosa sono due anni per una donna di quarantun anni, che prima di tutto vorrebbe crescere i suoi figli? E come sarebbero questi due anni, con il continuo bombardamento del veleno che fa sembrare Franziska più morta che viva già adesso?

È come se Franziska fosse in trappola. E noi con lei.

«C'è una sola cosa da fare» dice, e mi guarda con la stessa espressione che aveva quando eravamo bambine, quando io ero la sorella maggiore che andava a scuola, era estremamente sveglia e aveva sempre una buona idea. E che proteggeva sempre, *sempre*, la sua sorellina.

Io so bene quello che sta per dire.

«Sì. Questa è l'unica strada. Devo trovare qualcuno che mi operi questo dannato cancro.»

## 3

A maggio, mia sorella viene trasferita nella clinica oncologica con un'ambulanza. I suoi esami del sangue sono talmente brutti che il suo medico pensa sia pericoloso portarla in un'auto normale. Suo marito la segue con la sua macchina. Rimarrà lì con lei per due giorni per vedere se la clinica è okay e se lei si trova bene. Dato che di notte non può rimanere in ospedale, ha trovato una piccola pensione nelle vicinanze.

Lo stesso giorno – nel frattempo io sono tornata a Wiesbaden – in Internet mi imbatto in un intervento davvero interessante. In un forum, uno dei partecipanti racconta che sua cugina, dopo essere stata rifiutata ovunque perché le sue metastasi ai polmoni erano state ritenute inoperabili, alla fine ha trovato un medico, il professor Rolle nell'ospedale specialistico di Coswig vicino Dresda, che l'ha operata con successo, a dispetto di ogni prognosi contrastante.

Sono superelettrizzata, ma poi qualcosa mi distrae e non posso verificare subito questa informazione. Quando, a sera, mi immergo di nuovo nel mondo dei forum del cancro all'intestino-metastasi ai polmoni, mi imbatto una seconda volta in quel nome. Di nuovo un caso senza speranza. E di nuovo viene citato il professore Axel Rolle.

Così digito il suo nome in Google e trovo parecchi link che lo riguardano. Scopro che ha sviluppato un apparecchio laser con cui le metastasi ai polmoni possono essere operate salvaguardando i tessuti. Gente di ogni parte del mondo va da lui a Coswig, persino dagli USA e dal Canada. Ha operato molte persone le cui metastasi erano state ritenute assolutamente inoperabili sia a causa della quantità sia a causa della loro posizione.

Naturalmente sono molto scettica. Se tutto questo è vero, come mai lo trovo solo ora e in più per caso, dopo tante ricerche in pagine Internet sull'argomento? Perché nessuno pneumologo in Germania conosce il suo apparecchio laser? Perché nessun'altra clinica lo ha comprato? Abbiamo parlato con tantissimi specialisti e nessuno ce ne ha mai parlato.

Da altre ricerche, scopro che Rolle ha vinto un premio scientifico per il suo apparecchio laser. Tra gli specialisti deve essere conosciuto; eppure nessuno di questi fa il suo nome a pazienti, che come noi, sono alla ricerca di un chirurgo di casi senza speranza. Mi chiedo fino a che punto alcuni medici abbiano a cuore prima di tutto il benessere dei pazienti. E fino a che punto i pazienti siano sacrificati sull'altare della meschinità della competizione.

Sono insicura come prima. Ho una fortissima tachicardia. E la sensazione di aver fatto centro.

Il giorno dopo, sono seduta alla scrivania e faccio altre ricerche su Coswig e apparecchio laser – non ho ancora parlato a nessuno della mia scoperta per non alimentare troppo presto speranze che forse non verranno soddisfatte – quando squilla il telefono. È mia madre, che ancora bada alla casa di mia sorella sul lago di Ammer. È in lacrime, cosa che mi fa subito raggelare per la paura. Mia madre piange molto di rado, posso contare le volte quasi sulle dita di una mano.

«Ha chiamato Tschesie» dice con un gemito. «Le hanno trovato delle metastasi al cuore. Non c'è più niente da fare!»

Sono completamente perplessa. Finora non sapevo che si potessero avere metastasi al cuore.

Mia madre si calma un po' in modo da potermi raccontare tutto. Stamattina presto, Franziska ha già avuto un incontro con il primario della clinica specializzata in cui è stata ricoverata ieri. Questo le ha fatto una ecografia e ha stabilito un cosiddetto versamento pericardico, cosa che secondo lui indica con molta probabilità la presenza di metastasi nel cuore.

Io chiamo subito mia sorella. Adesso è nella sua camera. Sembra tranquilla, troppo tranquilla. Come se fosse sotto shock.

«Dice che non si può fare più niente» mi riferisce.

Io la supplico di rimanere tranquilla; anche se non ce n'è bisogno considerata la sua innaturale tranquillità apparente.

«Me ne occupo io» le prometto. «Ti richiamo.»

Per prima cosa mi informo su cos'è un versamento pericardico.

Trovo che si tratta di un accumulo di liquido nel cavo pericardico. La causa può essere un tumore primario al cuore. Oppure probabilmente le metastasi di un tumore si sono diffuse nel cuore. A quanto pare, il primario sospetta l'ultima ipotesi.

Nei minuti successivi, vado da una pagina Internet all'altra alla velocità della luce. Se esiste un'altra spiegazionc, la devo trovare. Dopo aver navigato per settimane in siti riguardanti il cancro, sono diventata un'esperta e mi basta dare un rapido sguardo al contenuto dei vari documenti per capire se può essere importante per noi oppure no.

Mi sembra tutto così irreale. E anche piuttosto strano. Franziska è stata in ospedale per settimane, è stata rigirata come un calzino, le hanno fatto TC, risonanza magnetica ed ecografie in quantità. Hanno cercato altri focolai di tumore, ma oltre a quello primario all'intestino e alle metastasi ai polmoni non hanno trovato nulla, e questo è già stato sufficiente a renderci la vita impossibile. E adesso questo primario se ne esce con la scoperta di metastasi al cuore con una sola ecografia. Gli altri erano ciechi oppure lui è un genio della diagnostica?

Poi d'un tratto rivedo una frase. Per quanto possa ricordare adesso, la frase si trova nella tesi di un tale su chissà quale argomento e dice in sostanza che un versamento pericardico si verifica spesso come conseguenza della radioterapia per il morbo di Hodgkin.

Eccolo di nuovo, quel maledetto Hodgkin, l'origine di tutta questa disgrazia. È possibile che sia lui la causa di questo accumulo di liquido nel cuore?

Se non altro questo rappresenta una seconda teoria accanto alla diagnosi distruttiva del primario. Ma del morbo avrebbe dovuto sapere anche lui, e a quanto pare ha escluso questa possibilità.

Richiamo mia sorella. Dalla voce sembra ancora più stordita di prima.

«Gli hai parlato dell'Hodgkin?» chiedo. «La radioterapia per l'Hodgkin può aver causato un persistente versamento pericardico. Il medico ha escluso esplicitamente questa possibilità?»

«Non abbiamo parlato dell'Hodgkin» risponde Franziska.

Un atroce sospetto mi si insinua nella mente.

Che il primario, in un colloquio di venti minuti subito dopo colazione, abbia formulato una diagnosi di morte senza aver dato neanche il minimo sguardo alla sua cartella clinica?

Dall'ultima volta che ho fatto visita a mia sorella, ho preso provvedimenti: quando mi ha parlato della sua cartella clinica che è già diventata incredibilmente spessa, mi è venuta l'idea di fare un elenco schematico della sua anamnesi. Una pagina sola su cui è riportato tutto, con tanto di date. In alto in grassetto e sottolineato c'è scritto: «Linfoma di Hodgkin, scoperto nel 1988. Radio/chemioterapia fino alla fine dell'estate del 1989».

Avevo pensato che nessuno, soprattutto per motivi di tempo, potesse cogliere velocemente tutte le parti importanti, relative ai ricoveri e alle cure, contenute nella sua cartella. Con il mio elenco, qualunque medico può farsi subito un'idea generale e approfondire all'occorrenza i singoli punti.

Franziska ha messo questo foglio all'inizio della sua cartella. Basta aprirla e le parole «linfoma di Hodgkin» balzano letteralmente agli occhi.

Telefono a mio cognato Christian, che è in macchina. Spaventato da mia madre si sta recando da mia sorella. Dalla voce mi sembra nel panico. «Oddio, metastasi al cuore. Non ce la faremo. Questa volta non ce la faremo.»

Gli spiego quel che ho trovato. Gli sembra plausibile ma mi chiede confuso: «Perché il medico non lo sa?»

Nel frattempo io sto lottando anche contro le conseguenze dello shock della mattina, ho le ginocchia molli e il cuore che mi batte all'impazzata. Quasi non mi reggo più in piedi.

«Perché probabilmente questo dilettante non ha neanche aperto la sua cartella clinica. Perché con una diagnosi del genere non ritiene affatto necessario verificare altre possibilità prima di sputare la sua sentenza di morte!»

Raccomando a Christian di insistere per avere subito un colloquio con questo primario appena giunto in clinica. Di parlargli dell'Hodgkin e di chiedergli se c'è una possibile alternativa alla sua diagnosi.

A mezzogiorno, il primario insieme al suo seguito entra nella camera di mia sorella. La rimprovera di non avergli parlato dell'Hodgkin.

Franziska, di nuovo piuttosto tranquilla, reagisce con freddezza. Lei non poteva fare automaticamente un'associazione tra «versamento pericardico» e il suo morbo di Hodgkin di diciotto anni prima. A differenza sua, del medico, lei non ha studiato medicina e non si è specializzata in oncologia.

«E poi» aggiunge «è scritto in alto e ben sottolineato sulla prima pagina della mia cartella clinica. Non l'ha letto?»

Lui diventa paonazzo perché lei ha detto chiaramente davanti alla sua équipe che a quanto pare non legge le cartelle cliniche.

«Ma possono *comunque* essere metastasi al cuore!» replica prima di uscire dalla camera.

«Come un bambino» dice dopo Franziska, «che mentre gioca con la sabbia ne butta una paletta in faccia a un altro.»

Di metastasi al cuore non si parlerà più. Né in questa clinica né in qualunque altra in seguito. Il medico non si farà più vedere da mia sorella, anche se, secondo la sua assicurazione integrativa privata per degenze ospedaliere, avrebbe il diritto a essere curata dal primario. Ma a Franziska va bene così, anche lei non ha alcuna voglia di incontrare ancora questo luminare della medicina. Le basta sobbalzare ogni volta che durante la giornata con stridore di pneumatici e rombo del motore accende la sua Porsche, sfortunatamente parcheggiata proprio sotto la sua camera.

## 4

Mia madre va a dare il cambio al marito di Franziska e ad assistere moralmente mia sorella. L'abbiamo convinta a rimanere ancora un po' nella clinica specializzata. Ha perso altro peso e temiamo che non sarà nelle condizioni di affrontare l'operazione. Deve essere operata al più tardi in giugno e il raggiungimento di un peso minimo è ancora un fattore irrinunciabile.

Come previsto però il ricovero non serve più a molto. Ogni fiducia nella struttura è andata persa già dal primo giorno. Franziska rifiuta la clinica con tutta l'anima, e così non accetta nessun consiglio che le viene dato. Non vuole né dipingere, né fare bricolage né suonare. E men che meno vuole saltellare in cerchio seduta su grandi palle colorate con altri pazienti. Il cibo è pessimo e il personale scortese. E poi nell'edificio si sente spesso un dolce scampanio, che una paziente in camera con Franziska ha definito la campana della morte: «Risuona ogni volta che qualcuno qui se ne va per sempre».

Franziska non sa se crederle, perché la campana suona abbastanza frequentemente. Talora anche più volte nella stessa giornata. Un paio di volte ha anche visto la macchina delle onoranze funebri. Il tutto la deprime talmente che si isola sempre più e non vuol sapere quel che accade nella clinica. Ogni tanto si rifiuta di andare nella sala da pranzo. Quando le hanno fatto capire che non le avrebbero servito i pasti in camera, lei si è limitata ad alzare le spalle.

«Allora da oggi in poi mangio solo il mio cibo liquido.»

Mia sorella che non scende mai a compromessi... Io avrei di certo trovato un modo per adattarmi, nonostante tutto. Tra noi due, io sono quella più accomodante. Non avrei sopportato attriti continui con il personale della clinica. Franziska sì. Già da bambina sopportava il rifiuto da parte di altri meglio di me. Lei è profondamente, intimamente indipendente dagli altri, soprattutto dall'opinione che questi altri hanno di lei. Questa è una cosa che ho sempre ammirato in Franziska. E che ho sempre cercato di imitare, invano.

Sforzandosi di tirar fuori qualcosa di buono da questa situazione, mia madre ha convinto Franziska a fare ogni giorno una passeggiata, che diventa man mano più lunga. Da due settimane diluvia ininterrottamente. Sono le tipiche continue piogge bavaresi, che una volta cominciate non accennano a diminuire. Le nuvole ingoiano tutto il paesaggio, l'umidità cova rorida sulle montagne, ma loro due continuano a marciare instancabili per ore. Almeno così mia sorella può recuperare in poco tempo una buona parte delle sue forze fisiche e tornare in forma. L'aria fresca, se pure molto umida, le fa bene.

«Ma quasi ogni volta che torniamo si sente questa dannata campana» mi dice al telefono. «Se davvero è una campana della morte, è davvero una trovata idiota. Stranamente gli altri qui non sono ancora impazziti, ma io ci sono vicina.»

Alla fine si fa dimettere prima del tempo stabilito. Nessuno cerca di convincerla a rimanere. Forse sono tutti sollevati del fatto che questa paziente ribelle e impegnativa finalmente se ne va.

Tornata a casa fa quello che le riesce meglio ma che ogni tanto non ha potuto fare: decidere da sola. L'abbiamo convinta noi ad andare in clinica, ed è andata male. Adesso decide per un allenatore a Monaco specializzato nel training mentale di persone molto malate. Lui l'aiuterà a rafforzare la sua forza di combattere, stimolerà la sua volontà di vincere e soprattutto farà venire fuori la sua fiducia nella vittoria. Con quest'uomo va subito d'accordo e diventa visibilmente più sicura di sé.

Il che si nota anche poiché d'un tratto è più attenta a quello che accade intorno a lei. L'appuntamento per l'operazione a Monaco è già stato stabilito, ha già avuto il colloquio con il medico che l'opererà, quando di colpo le viene in mente che ha deciso troppo presto per la strada che sembrava prestabilita durante il suo ricovero nella clinica di Monaco mentre faceva la chemioterapia, e cioè di andare avanti lì con tutto il resto della storia. Ebbene, un giorno dichiara: «Non mi sono informata abbastanza. Considerata la gravità della mia situazione, devo cercare il medico migliore in assoluto. Mi serve il luminare».

Non abbiamo molto tempo, così ci diamo da fare in fretta. Facciamo il giro di tutti i medici alla ricerca del migliore. Subito esce fuori ripetutamente un nome, è sempre citato e sempre con la massima stima: professor Junginger, clinica universitaria di Magonza.

Ne parlano persino medici attivi nella chirurgia addominale e considerati esperti.

Un professore di Regensburg, contattato da mio marito, dice: «In Europa non c'è nessun altro bravo quanto lui».

Dato che Magonza è a un tiro di schioppo da Wiesbaden, vengo prescelta per incontrare il professore. Devo capire soprattutto che genere di persona è, se dobbiamo aspettarci anche da lui frasi come: «È tutto assolutamente senza speranze». Se necessario, gli chiederò di usare molta delicatezza con Franziska. Lei non sa nulla di questa intenzione, l'abbiamo deciso io, mia madre e Christian. Grazie al suo allenatore, ha recuperato un po' il suo equilibrio, ma deve prendere ancora il suo Tavor per gli attacchi di panico, e noi tutti sappiamo quanto sia fragile psicologicamente. Dopo l'aggressione di quella prima oncologa e la diagnosi sbagliata delle metastasi al cuore, vogliamo evitare a tutti i costi altri episodi simili.

E poi nel frattempo c'è una vera nota positiva, un barlume di speranza. Abbiamo contattato l'ospedale di Coswig e il professor Rolle è in ferie. Dobbiamo inviare loro un CD con la radiografia dei polmoni, che il professore visionerà al suo rientro. Sappiamo che è la nostra unica possibilità. Se anche lui dice che sono «inoperabili», siamo alla fine.

Riesco ad avere subito un appuntamento a Magonza. Per la gran paura di far tardi a questo importante incontro, arrivo nella clinica universitaria quasi quaranta minuti prima. Aspetto su una panchina nel parco per i pazienti. È una meravigliosa giornata soleggiata di maggio, e spero che il bel tempo sia di buon auspicio. Ormai, prima di un incontro con un medico, ho, abbiamo tutti, paura. Perché non sentiamo mai qualcosa che ci possa dare coraggio.

Alla fine salgo al sesto piano e la segretaria del professor Junginger, Bärbel Niebling, mi saluta molto cordialmente. In seguito si dimostrerà un vero angelo, sempre pronta a sostenere Franziska, a fissarle gli appuntamenti nelle date migliori, a facilitarle la vita. Adesso ancora non so quanto è difficile per i pazienti orientarsi ogni giorno tra i tanti reparti di una clinica universitaria. L'aiuto di una persona che conosce bene il posto e che, come questa donna, in qualità di diretta collaboratrice di uno dei professori più rinomati, siede nella stanza dei bottoni è di inestimabile valore.

Il professor Junginger parla in modo concreto e diretto. Una cosa mi è subito chiara: non è una persona che crea il panico o che per boria spara diagnosi che ti fanno rizzare i capelli. È un vero scienziato, verifica le sue idee in modo molto scrupoloso prima di pronunciarsi. E non è neanche il tipo che dà coraggio. Per questo è molto concreto e diretto.

Esaminiamo il caso. Ha già ricevuto la cartella clinica e sembra molto preparato. Vorrebbe operare presto il tumore e propone una data all'inizio di giugno. Gli pneumologi penseranno poi alle metastasi. Gli dico di Coswig, ma non sa dirmi nulla. I polmoni non sono il suo campo ed evita di fare commenti su argomenti in cui non ha nessuna competenza.

Infine, dopo aver sostanzialmente chiarito tutto, ci congediamo. Per tutto il tempo del colloquio non ho osato chiedergli la sua prognosi per Franziska. Proprio all'ultimo momento, quando sono sulla porta, mi faccio coraggio. «Professore, ci può dare qualche speranza?» gli chiedo direttamente. «Che sopravviva. Che sopravviva tanti anni?»

Lui esita. E poi risponde che per ora non può formulare una prognosi. Il decorso della malattia di un paziente è sempre diverso, fare una previsione in questo momento non sarebbe professionale.

Non è molto. Non è nulla cui potersi aggrappare, ma questo è il primo dottore da tempo che non mi dice chiaro e tondo che Franziska morirà tra un anno o al massimo due. Lascia spazio a una piccola speranza. O, comunque, sono io che cerco di vederla così.

Mi convinco che mia sorella ha preso la decisione giusta. E in più ho l'impressione che noi, tutta la famiglia, dopo l'inizio scioccante di questa malattia, che ci ha completamente travolto, pian piano stiamo riprendendo in mano la situazione. Non siamo più trascinati dal susseguirsi degli eventi, ma siamo noi che decidiamo cosa accade, quando e dove deve accadere. E così il cancro perde un po' della sua terribile superpotenza. È entrato nelle nostre vite con un assalto e ha conquistato un notevole vantaggio, ma d'ora in avanti avrà a che fare con avversari estremamente determinati. Lo combatteremo con tutti i mezzi possibili.

Mi sento come se fossimo in guerra.

In realtà siamo in guerra. Con un nemico che, come si dimostrerà, troverà sempre nuovi modi per renderci la vita impossibile. Ma ora lo sappiamo bene e ne terremo conto.

Non ci troverà più impreparati come nei mesi prima della diagnosi.

# Giugno-luglio 2006

## 1

La parola «guerra» non è scelta a caso. In generale guerra significa, per fortuna, una situazione eccezionale, estremamente eccezionale. Chi è in guerra si allontana dalla sua normale quotidianità, dalla vita che ha conosciuto fino a quel momento e che lo ha rassicurato. Tutto cambia, niente è più come prima. Qualunque problema ci fosse e per quanto potesse essere grave non si è mai trattato della vita e della morte. Si trattava di problemi al lavoro, a scuola, pene d'amore, soldi, amicizie, inimicizie, rapporti falliti, litigi con il coniuge, con i vicini. Di tutto quello con cui facciamo i conti giorno dopo giorno.

D'un tratto si tratta di sopravvivere. Prima di tutto per il paziente stesso, è ovvio. Ma anche per i familiari.

Dal marzo del 2006, la mia giornata è selezionata su «modalità cancro». Quel che significa mi diventa sempre più chiaro. Da un lato la malattia e tutto quello che la riguarda si prende molto spazio e richiede quindi molto tempo. Bisogna organizzare appuntamenti, cercare medici, ospedali, terapie. Ma dato che contemporaneamente deve continuare anche la vita normale il tempo a disposizione ogni giorno chiaramente si riduce.

Nel mio caso significa: devo andare avanti per mia sorella. Devo andare avanti per mia figlia. Le preoccupazioni e i problemi di una bambina di cinque anni non finiscono perché sua zia combatte contro il cancro, e già dopo poco tempo, consapevole delle mie colpe, mi accorgo che quasi non mi rendo più conto delle sue necessità. Come di quelle di mio marito: Klaus è un adulto, in questa situazione può cavarsela naturalmente meglio di una bambina, ma, soprattutto negli anni seguenti, ci saranno momenti critici, in cui mi rimprovererà di essere completamente cambiata. E io non potrò dargli torto.

Devo andare avanti anche per i miei animali: i miei cani hanno bisogno di essere accuditi, nutriti, di essere portati fuori, dal veterinario. Almeno questo. Adesso mi occupo troppo poco anche di loro.

Devo andare avanti con il mio lavoro. Certo il nuovo libro lo avevo chiuso in tempo, ma l'editor me lo ha già rimandato con le sue correzioni, e adesso devo rivederlo io con attenzione. Le molte persone che lo compreranno spenderanno molti soldi ed è un mio dovere verso di loro concludere il lavoro con cura e concentrazione. Bisogna scrivere il risvolto e la quarta di copertina, correggerli, e cercare l'immagine per la copertina. Il programma per la presentazione deve essere stampato e approvato da me.

E poi rimangono ancora gli aspetti terreni della vita: la gestione della casa, il bucato, il giardino, la spesa. Anche queste cose devono andare avanti. Non possiamo smettere di mangiare o di bere, né tantomeno possiamo indossare vestiti sporchi. E non dobbiamo farci invadere dal giardino.

Finora sono sempre stata quella che teneva tutto sotto controllo piuttosto bene, cui sia mio marito sia mia figlia sia il figlio di Klaus si affidavano con tranquillità. Cui potevano affidarsi. Sono sempre stata capace di organizzare la mia giornata in modo talmente perfetto da poter essere nella condizione di sbrigare tutto quel che capitava con precisione e di condurre comunque una normale vita sociale: andando a fare visita ad amici o invitandoli. Per compensare una quotidianità alle volte routinaria non molto diversa da quella di altre donne lavoratrici che mandano contemporaneamente avanti una famiglia, la cui presenza è richiesta sui fronti più diversi.

«Richiesta.» In questa estate del 2006, pian piano mi sento sempre più «richiesta». Non solo perché sento che la giornata dovrebbe essere più lunga, ma anche perché per tutto il tempo vivo con la paura e un senso di oppressione. E non c'è niente che ti tolga l'energia quanto la paura.

Di solito, un cambiamento di questo tipo riguarda innanzitutto l'ambito sociale. Non che gli amici non siano importanti, anzi. Ma mentre non si può smettere né di lavorare né di avere una famiglia, o per lo meno in ogni caso non si può smettere di dar da mangiare a figli e animali, sono gli amici i primi a cui si dice «vediamo». Corri per tutto il giorno e la sera non hai più la forza per fare subito un salto dalla tua migliore amica a bere un bicchiere di prosecco e a fare due chiacchiere. Preferisci invece sprofondare sul divano di casa e guardare la televisione con aria inebetita, talvolta senza in realtà capirci nulla. Sei contenta di essere riuscita a superare in qualche modo la giornata.

Niente di più.

Comincio ad allontanarmi dalle persone che mi stanno intorno. Da un lato è una questione di tempo, ma è anche dovuto al fatto che i problemi riempiono la mia vita al punto che sono io quella che non fa più parte della loro vita. Persino i miei amici più stretti di colpo si fanno scrupoli a raccontarmi delle preoccupazioni per i loro figli o di screzi con colleghi al lavoro. La classica frase con cui iniziano un discorso adesso è: «Lo so, non è assolutamente paragonabile a quello che stai passando tu, ma... mia figlia è stata bocciata quest'anno» o «...il mio capo diventa sempre più ingiusto» o «...mio marito vuole imporre sempre le sue ragioni...» eccetera.

E io? Cerco di continuare a essere l'amica comprensiva. Che capisce che la vita degli altri non si ferma solo perché adesso la mia è un disastro. Che non pensa a chi ha le preoccupazioni più grandi, a quali preoccupazioni pesano di più. E che nel profondo del suo cuore si comporta così in modo quasi automatico. Quante volte penso: Oddio, vorrei avere io questo problema! E mi sforzo di tenere per me questo pensiero. Ma forse lo rendo palese.

Naturalmente questo cambiamento riguarda di più Franziska. Molti dei suoi amici non sanno più come comportarsi con lei. Come ci si comporta con una donna così gravemente malata, a cui i medici hanno dato appena altri due anni di vita? Le si racconta davvero che si è molto preoccupati perché il proprio figlio ha avuto di nuovo un cinque in matematica? No, non si fa; e questo è il primo passo dell'allontanamento. Nessuno si confida più. E si perde ogni spontaneità. È qualcosa che avvertiamo tutti nella nostra famiglia.

E poi ci sono anche persone da cui sono io che scelgo consapevolmente di prendere le distanze. Persone di cui d'un tratto conosco un lato che non conoscevo ancora. Che appartengono a un gruppo, sorprendentemente molto nutrito, la cui principale caratteristica è una morbosa curiosità malcelata. Anche se si tratta di cancro.

Soprattutto, se si tratta di cancro.

Comincio ad affinare i sensi; forse accade senza che ce ne rendiamo conto quando attraversiamo una fase in cui ci sentiamo estremamente vulnerabili. Capisco subito molto bene se qualcuno mi chiede di mia sorella perché è davvero partecipe o sinceramente preoccupato, o se vuole solo sguazzare nei particolari più crudi delle sofferenze e dei tormenti altrui. Per lo più, è un guizzo negli occhi a tradire la loro avidità. Altre volte le domande vere e proprie.

Quando comincia la chemioterapia a Monaco, parecchi conoscenti chiedono solo come sta Franziska, lasciando decidere a me come rispondere. Se io rimango sul vago, loro non fanno altre domande, capiscono e rispettano il fatto che evidentemente non posso dire altro.

Altri invece non hanno alcun ritegno. La frase standard, dopo neanche un minuto, è: «Allora? Le sono già caduti i capelli?»

E mi sembra di leggere delusione nei loro visi quando rispondo, dicendo la verità: «No. Non succede con questo tipo speciale di chemio».

Lo stesso copione si ripete quando alla fine viene operata a Magonza. Più che chiedere come è andata l'operazione e quali saranno i prossimi passi da fare, a parecchie persone interessa solo una cosa e, con voce bassa e l'espressione compiaciuta di chi si aspetta un nuovo scoop, chiedono: «E adesso dovrà vivere... con un ano artificiale?»

Sarebbe di certo un argomento di cui sarebbero lieti di spettegolare diffusamente con gli amici, ma anche su questo devo deluderli, e ancora una volta dicendo la verità. Il tumore è al limite ma il professor Junginger riesce comunque ad asportarlo in modo da risparmiare a Franziska questa conseguenza molto frequente di un cancro all'intestino.

Dunque mentre io divento sempre più sensibile e mi trasformo lentamente in una pessima amica, una madre nervosa e una moglie sempre più concentrata sui propri problemi, il cui carico viene compreso sempre meno dagli altri, Franziska va avanti nella sua battaglia. Sono previsti quattordici giorni per il ricovero a Magonza. Alla fine diventano sei settimane. Sei settimane che io assocerò per sempre a una cosa: un gran caldo. Una camera poco ventilata con un finestrone rivolto a sud; certamente bella, ma troppo calda. Una sorella, la cui psiche fa le capriole. Che ha dolori costanti. Che ha paura.

E a un secondo sciopero dei medici.

Fuori impazza *Sommermärchen*, il film documentario che racconta dei mondiali di calcio 2006 in Germania. Abbiamo la sensazione di essere circondati da gente felice, in festa, e di vivere da soli in una nicchia di terrore.

La sensazione di straniamento si rafforza.

## 2

Se dovessi descrivere con una parola il periodo a Magonza, userei questa: altalena. Sì, un'altalena che va su e giù a una velocità mozzafiato.

Quando all'inizio di giugno vado a prendere mia sorella e mia madre a Monaco, Franziska sta benino. L'allenatore le ha fatto meglio di quel che inizialmente ci aspettavamo. Non appena ci spunta davanti lo skyline di Francoforte, in lontananza dietro le dolci colline grigio-blu del Taunus, mia sorella sospira profondamente. Ancora adesso, dopo vent'anni di vita a Monaco, è questa la sua casa, è qui che è cresciuta. Guarda fuori dal finestrino e dice: «Ce la farò. Sento che ce la farò».

Non sembra averlo detto tanto per dire, sembra sincera.

Ci racconta che l'allenatore le ha insegnato a visualizzare e analizzare a posteriori le sensazioni provate in un momento della sua vita passata che lei ha vissuto come un successo e un trionfo, e a trasferirle poi sul cancro. Naturalmente vogliamo subito sapere quale momento ha scelto. Pensiamo alla maturità, all'ottimo voto che ha preso. O alla nascita dei suoi figli...?

Lei ride. «No. È il momento in cui ho superato l'esame di guida per le moto.»

Siamo un tantino perplesse. È questo il momento della sua vita in cui si è sentita più vincente?

«Perché voi tutti non avete mai creduto che potessi farcela» dichiara.

Ridiamo anche noi. E perché avremmo dovuto crederci? Ci basta ricordare il suo esame di guida per le auto, una vera tragedia familiare durata mesi. La prova di teoria non fu un problema, ma quella pratica dovette ripeterla. Anche se la sua incapacità significava altri soldi per il suo insegnante di guida, quello stava per impazzire. Mio padre già calcolava, rassegnato, per quanto avrebbe dovuto lavorare ancora come magistrato per pagare le interminabili ore di guida della sua figlia più piccola. La stessa Franziska finì per sviluppare una sorta di nevrosi verso l'esame, che le fece perdere ancora di più la speranza di farcela. Lo superò solo quando ci aveva ormai rinunciato. E col tempo è diventata una guidatrice brava e appassionata che non ha mai fatto incidenti.

Quando qualche anno più tardi ci comunicò che voleva imparare a guidare le motociclette, rimanemmo tutti piuttosto sconcertati. E quasi non ci credevamo quando superò, subito al primo tentativo, l'esame su quella moto pesante.

Dunque Franziska entra relativamente tranquilla nella clinica universitaria di Magonza, ma lì già il primo giorno l'aspetta un duro colpo: Monaco ha trasmesso il risultato delle analisi sul tumore dopo la fine della radio-chemioterapia – a quanto pare possibile solo dopo settimane dopo l'ultima terapia – e questo risultato è catastrofico. Il tumore non si è ridotto neanche un po'. Non ha per nulla reagito alla tortura che ha così pesantemente colpito tutto il resto del corpo.

«Può succedere» dicono i medici.

Franziska scoppia in lacrime, per la prima volta da settimane la vedo piangere di nuovo. Ha sopportato la chemio più a lungo di tutti quelli che le stavano intorno solo perché durante le tante ore interminabili di nausea atroce e dei dolori lancinanti causati dalle ulcerazioni, stringendo i denti, immaginava che il tumore regredisse sempre di più fino a scomparire del tutto. Ha trovato la forza pensando che lei doveva soffrire perché il cancro soffrisse di più. Sperava che alla fine si sarebbe talmente ridotto da essere irriconoscibile. Adesso invece sembra che il cancro la derida. Mentre lei è uscita dall'ospedale barcollando mezza morta, il cancro ha superato tutto senza alcun danno. È come se le stesse facendo il dito medio, ghignando.

Oltre alla delusione, tutto questo le pare anche di cattivo augurio. Le sembra di aver perso la prima battaglia, e che probabilmente perderà anche tutte le altre.

Entra in sala operatoria con questo stato d'animo. L'intervento dura diverse ore. Il professor Junginger in persona chiama mia madre e le dice che nel complesso è andato tutto bene.

Quando nel tardo pomeriggio arriviamo a Magonza per fare visita a Franziska, che si trova ancora in terapia intensiva, non ci lasciano passare. Non sta bene, e sarebbe meglio per noi non vederla in questo stato. Ha subito una operazione davvero molto pesante ed è estremamente importante che stia a riposo totale. Ci convince quest'ultimo punto.

Torniamo a casa, pieni di paura, in un'altalena di speranza e angoscia. Cosa succederà adesso?

A casa ci aspetta invece una fantastica notizia. Il caso o il destino ha voluto che ci arrivasse proprio oggi: il professor Rolle di Coswig ha contattato mio padre. Ha visionato il CD con le radiografie e il suo parere è positivo.

Opererà le metastasi.

## 3

Un altro aspetto del periodo a Magonza è che non accade assolutamente niente, cosa in totale contrasto con la mia descrizione di prima, l'« altalena che va su e giù a una velocità mozzafiato ».

L'ultima si riferisce al nostro stato d'animo.

La prima all'effettivo corso degli eventi, che sono ben pochi. Franziska viene operata. Il tumore asportato. Lei aspetta che i dolori passino e che alla fine i dottori la dimettano.

Solo che i dolori non si placano subito così facilmente a causa del lungo taglio sulla pancia che comincia subito sotto il petto e finisce dritto sotto la cicatrice del taglio cesareo. E anche perché, naturalmente, parte dell'intestino e dei linfonodi sono stati asportati. Per questo processo di guarigione Franziska ha bisogno di diverse iniezioni di antidolorifico al giorno. Le pillole non bastano. E anche il minimo movimento le provoca dolore.

Non può fare altro che aspettare e, di conseguenza, rimugina in continuazione. Sulla situazione tutt'altro che rosea. Sui dolori, il caldo soffocante, la noia: tutto questo, insieme alla spada di Damocle di una malattia mortale, la porta sull'orlo di una crisi di nervi.

E noi con lei.

Mia madre si è trasferita da noi a Wiesbaden, perché è più vicino a Magonza. Klaus l'accompagna ogni giorno in clinica, prima di andare in ufficio. Lì rimane seduta accanto a mia sorella fino a sera, con le gambe sempre gonfie per il caldo. Anche lei subisce inerte l'attesa con tutto il suo tormento. Sebbene lei e Franziska non siano mai d'accordo, vuole comunque stare con lei in ogni momento. Nonostante tutte le speranze cui ci aggrappiamo, lei sa che probabilmente perderà la sua bambina – perché questa donna adulta per lei è comunque sempre la sua bambina. In queste settimane mi sembra una persona che vuole proteggere un'altra ventiquattr'ore su ventiquattro e che teme che possa accaderle qualcosa di terribile se si distrae un attimo.

Io lavoro tutti i giorni fino alle quattro del pomeriggio, poi vado a prendere mia figlia all'asilo e mi reco con lei a Magonza. Mia figlia, che ha cinque anni e non comprende ancora la gravità della situazione, adora questa gita, anche perché nella caffetteria dell'ospedale c'è un gelato particolarmente buono che le compro ogni volta, e si porta dietro una valigetta piena di Barbie e di animali giocattolo che dissemina per tutta la camera di Franziska. Quando è l'ora della visita serale, il professor Junginger e la sua équipe devono saltare sopra tutti i giocattoli per raggiungere il letto della paziente: ma lo fanno col sorriso e con gentilezza.

Aspettano con ansia il nostro arrivo. Rompiamo la routine, portiamo una ventata di aria fresca in un'atmosfera di tensione e rabbia repressa. Di cui però pian piano facciamo parte anche noi.

Sento che è molto difficile stare dietro a mia sorella.

Sento che è difficile stare dietro a mia madre.

Loro due sentono che è difficile stare dietro a me.

E lo stesso sentono l'una dell'altra.

In questo quadretto, mia figlia, che se ne sta beatamente seduta sul pavimento in questa stanza di medicina d'eccellenza sommersa dai suoi giochi, diventa una vera distrazione e una fonte di energia.

Trovo interessante che la situazione eccezionale che stiamo vivendo non ci stia cambiando nella struttura e nel modo di essere, ma renda più aspri i conflitti che nascono man mano tra di noi.

Franziska, la più piccola della famiglia, fin da bambina si è sempre sentita un po' trascurata. Dominata dalla sorella più grande («Decidi sempre tu a cosa giocare!») e non trattata dai genitori con le stesse attenzioni dedicate alla primogenita. I miei non l'hanno amata meno di quanto hanno amato me, ma è anche vero che come primogenita io sono stata il grande miracolo, l'evento. Quando lei è nata, né i miei genitori, né i miei nonni sono impazziti come quando sono nata io. Il che è dimostrato anche dal fatto che di me da piccola ci sono molte più fotografie, diciamo pure che non si contano. Devono avermi seguito giorno e notte con la macchina fotografica per catturare anche il più piccolo sorrisetto sdentato, per conservarlo per sempre. Anche Franziska è stata fotografata, è ovvio, ma chiaramente di meno. E per giunta poche volte da protagonista. Sono pochi gli scatti in cui è da sola. Ci sono sempre io che la tengo in braccio, raggiante.

Abbiamo parlato spesso del fatto che non si sentiva amata allo stesso modo. Ma non ci siamo mai rivolte cattiverie; mia sorella – a ragione o a torto – non ha mai dato la colpa a me della situazione. Io ho tentato di spiegarle che essere la prima figlia ha anche i suoi lati negativi. Su di me, per esempio, sono state poste aspettative molto più ambiziose. Siccome i miei genitori mi vedevano come la bambina più bella, più intelligente, più dotata sulla faccia della terra, io sentivo il peso di dover corrispondere a quell'immagine di me. E ovviamente fallivo, deludevo le aspettative, e così me la prendevo con la mia inadeguatezza che non mi abbandonava mai. Franziska invece veniva valutata secondo i parametri che io avevo reso normali. Doveva essere solo se stessa.

Il problema con i sentimenti e i complessi profondamente radicati è che non si superano solo con la ragione. Per Franziska, che ogni tanto si sentiva penalizzata dal destino, i nostri discorsi non cambiavano nulla. E adesso il cancro, un cancro al catastrofico quarto stadio. Sembra confermare in modo particolarmente brutale quello che lei ha sempre temuto: non aver mai avuto le carte giuste. E per questo, durante il periodo di Magonza, è spesso ingiusta con il suo prossimo.

In questo quadretto, mia madre rappresenta la benzina gettata sul fuoco. Il suo motto di vita è opporsi al destino, per quanto possa essere avverso, pensando sempre positivo. Persino nelle situazioni peggiori, riesce a rimanere ottimista, di buonumore e serena. Grazie a questo suo carattere, durante la nostra infanzia è riuscita a mantenere un'allegra atmosfera in casa e ad aiutarci a superare le tante difficoltà della vita di ogni giorno: insegnanti che incutevano timore, compiti sbagliati, screzi con i compagni di scuola, le prime pene d'amore. Le nostre amiche, che lei accoglieva generosamente a casa a dormire per settimane e le cui preoccupazioni ascoltava con pazienza, la adoravano. «Tua madre è fantastica» mi sentivo dire spesso quando andavo a scuola. «È sempre disponibile e comprensiva con tutti.»

E anche il cancro di sua figlia sembra affrontarlo, almeno a guardarla da fuori, con deciso ottimismo. A Magonza è talmente attiva e buona che non si accorge quanto Franziska si senta sconcertata da questo comportamento. Non siamo più a scuola alle prese con voti e burberi insegnanti. Franziska ha ricevuto una condanna a morte. In seguito mi dice che ogni tanto vorrebbe qualcuno con cui piangere, e non sentirsi ripetere «Vedrai che andrà tutto bene!» con tono fiducioso quando confida le sue angosce. Si sente lasciata sola, ha l'impressione che sua madre non capisca che a lei non fa piacere che minimizzi il cancro con il ritornello «Torneremo a sorridere», come dice lei.

Franziska ha cominciato a risponderle male.

E mia madre mi chiama cinque volte al giorno dal giardino della clinica per farsi consolare, perché sente di essere trattata ingiustamente.

Dunque, quando nel tardo pomeriggio arrivo a Magonza, finisco in una situazione non proprio piacevole. Ma io sono sempre stata quella più conciliante della famiglia, e per questo mi sono spesso beccata il rimprovero di non prendere una posizione netta. Io capisco tutti e cerco un modo per instaurare comprensione reciproca. So quello che passa mia madre. E so anche quanta paura abbia e che nel suo intimo non è così serena come si penserebbe a vederla da fuori.

Ma so anche che, senza rendersene conto, ha infuso in mia sorella la sensazione di dover essere grata, cosa che le riesce difficile. Franziska sta vivendo un incubo, in cui non c'è posto per sentimenti positivi. Ha nostalgia della sua famiglia, dei suoi animali, della sua vita, che le è stata strappata via da un giorno all'altro su due piedi. Non sa se potrà ritornare a vivere quella vita, e non sa neppure se e per quanto tempo le sarà concesso di vivere ancora. Lei detesta essere scivolata di nuovo nel ruolo della figlia protetta e accudita dalla madre. È una donna adulta, sposata, è madre di due bambini. Ha avuto successo nel lavoro per anni, ha vissuto in modo indipendente e responsabile. E adesso giace in un letto d'ospedale, dimagrita, inerme e torturata dai dolori, e a causa della sua paura di morire non è più in grado di rimanere da sola per molto tempo. Ha bisogno di sua madre come non le accadeva più da quando era una bambina. E questa cosa la fa impazzire.

Come prima, siamo tutti convinti che Magonza è stata la scelta giusta per l'operazione, ma c'è un aspetto negativo che balza adesso prepotentemente agli occhi: qui Franziska ha soltanto noi. Certo lei è cresciuta nella regione Reno-Meno, ma subito dopo la maturità, quasi vent'anni fa, si è trasferita a Monaco. Neanche gli amici più stretti di allora vivono più nella zona, e lei ha fatto nuove amicizie in Baviera. Tutte le sue conoscenze si trovano a più di quattrocento chilometri di distanza, il che significa che nessuno può venire a farle visita per un pomeriggio.

E così il sentimento di dipendenza verso sua madre è diventato più forte.

Fa persino un tentativo per sopportare meglio la solitudine, e contatta uno degli psicologi dell'ospedale. La definizione psico-oncologia è già molto diffusa, il sostegno psicologico è vivamente consigliato ai pazienti di cancro. Dopo poche esperienze positive a Monaco, mia sorella ne aveva preso le distanze, ma ora ci riprova. Purtroppo viene fuori che un miglioramento del suo stato psichico non potrà avvenire in breve tempo. Con l'autorizzazione di mia sorella, lo psicologo parla anche con me dell'idea che si è fatto sulla sua situazione. Per la prima volta incontro un medico che esprime tutta la sua collera verso un altro medico. È fuori di sé per il modo in cui quella prima oncologa ha comunicato a mia sorella quella diagnosi di morte, definisce tutta la questione da «sconsiderati» e «irresponsabili». Scopro che Franziska ha ancora dei flashback di quell'incontro e rivive esattamente la violenza e la paura di morire provate allora.

«Sua sorella è rimasta molto traumatizzata» mi dice, «e purtroppo questa non è una cosa che si può cancellare in modo così semplice e rapido. Il mio consiglio è di lasciarla sola il meno possibile.»

Io lo incalzo. «Cosa significa esattamente?»

Lui risponde. «Credo che possa tentare il suicidio.»

Siamo sconvolti. Franziska non ha mai detto neanche una volta di volersi togliere la vita. Ma a quanto pare per i medici il rischio c'è, perché in seguito anche nella sua cartella clinica troveremo appunti di diversi suoi medici che segnalano questo problema. «Possibile suicidio» ha scritto un dottore, due volte sottolineato e con tre punti esclamativi.

Forse, penso, sono così le persone realmente a rischio. Non ne parlano mai. Non minacciano mai di farla finita. Lo fanno e basta.

Tuttavia, nel profondo del mio cuore credo che si sbaglino tutti. Conosco mia sorella. Io so quanto è forte. E di una cosa sono certa: non farebbe mai una cosa del genere ai suoi figli, non li lascerebbe mai.

Ciononostante, moltiplichiamo l'attenzione. Giorno dopo giorno ci presentiamo a Magonza, ci sopportiamo e ci sosteniamo.

E cerchiamo di trovare il buono in tutte le cose. Anche Franziska cerca di farlo tra gli alti e i bassi della sua depressione: la spaziosa camera singola, il reparto privato, il primario rinomato. Più di una volta mi dice che aveva spesso pensato di rescindere la sua assicurazione integrativa privata perché il premio annuo pesava molto sulle sue entrate. Adesso ringrazia il cielo, il destino, la sua lungimiranza, per non averlo fatto. È assolutamente consapevole dei privilegi di cui gode in questa situazione precaria.

È molto contenta anche delle fotografie della nuova casa, che suo marito mi invia regolarmente via email e che io stampo e le porto. Suo marito, che, come si dice in questi casi, è al limite: sta ristrutturando la vecchia casa, imbianca le pareti della nuova, si occupa da solo del trasloco, bada a due figli e a tutti gli animali, e ogni giorno deve anche lavorare. Dice che il lavoro e tutte le incombenze quotidiane gli fanno bene: «Così almeno ho poco tempo per pensare».

Qualche volta ci guardiamo persino una partita di calcio dei mondiali, perché, come già detto, il *Sommermärchen* impazza. La televisione è fissata al soffitto, in modo che i pazienti possano guardarla comodamente stando a letto. Noi altri invece dobbiamo reclinare la testa all'indietro al punto che poi per due giorni non riusciamo quasi più a muovere il collo. E facciamo attenzione a una cosa in particolare: tornare a casa mezz'ora prima che finisca la partita. Soprattutto quando gioca la Germania, ma non solo. Il ponte sul Reno tra Magonza e Wiesbaden si trasforma ogni volta in un unico corteo di macchine strombazzanti piene di giovani in festa in cui non ti muovi più e da cui non esci più.

Ed è l'ultima cosa che vogliamo.

# Agosto-settembre 2006

## 1

Ad agosto, dopo un breve periodo a casa, che si gode fino all'ultimo momento, Franziska si reca a Coswig vicino Dresda. Per farsi operare alle «Ms», così chiamiamo le ombre scure sui suoi polmoni. Ormai odiamo la parola metastasi al punto che non riusciamo più a pronunciarla.

L'operazione al primo polmone è prevista per questo agosto, quella al secondo per gennaio dell'anno prossimo. Nel frattempo, la paziente dovrà ristabilirsi.

Nostro padre va a prendere Franziska sul lago di Ammer e la porta a Dresda. Dopo ci racconterà quanto sia rimasto colpito dal suo comportamento durante il viaggio, perché riesce a non lamentarsi per quello che l'aspetta, ma si gusta il bellissimo panorama estivo e gli dà persino il cambio alla guida. Anche se le duole la cicatrice all'addome perché deve stare seduta con la schiena dritta e non può appoggiarsi allo schienale. È assolutamente importante che lei riconquisti la sua indipendenza. Molto più della minaccia della morte, della sua malattia lei odia il fatto di aver bisogno d'aiuto e di diventare dipendente dagli altri.

So che ha paura dell'operazione. Lo sa anche nostro padre e, a un certo punto, durante il viaggio tocca l'argomento.

«Ti trovo incredibilmente coraggiosa» dice. «Ti ammiro per come affronti tutto questo.»

Lei si stringe nelle spalle. «Non è questione di coraggio. Non ho scelta.»

Non ne parlano più.

Franziska cerca di distrarsi. È assolutamente rapita da Dresda; in quest'ultimo giorno prima di essere di nuovo ricoverata in una clinica, vuole vedere e godere di quante più cose possibili. Così fanno un giro della città, visitano i musei. Quando si fermano in un caffè, mio padre vorrebbe andare a prendere dei dolcetti per entrambi al bancone, ma lei lo fa risedere sulla sedia. «Lo faccio io!»

Pernottano in una pensioncina a Coswig. Subito dopo essersi ritirati ciascuno nella propria camera, Franziska va a bussare alla porta di quella di nostro padre. Ha problemi con il letto. Le molle sporgono, dice, e le pungono la schiena. Non sa quale posizione assumere. È lo stesso anche da lui?

Il letto di nostro padre è a posto. Così va nella sua camera per controllare la situazione. Anche lì è tutto a posto. Non ci sono molle che possano pungerle la schiena.

Alla fine viene fuori che il problema non sono le molle, ma la schiena di mia sorella. È così dimagrita che le sporgono tutte le ossa e quando è coricata le fanno male.

Questa notte mio padre si preoccupa molto. Per l'imminente operazione il professor Rolle aveva richiesto un aumento di peso, che a quanto pare Franziska non ha raggiunto, anche se ha continuato a bere con costanza il suo cibo liquido al gusto di ribes. Dalla chemioterapia, non le è tornato l'appetito e neanche i nervi glossofaringei sembrano funzionare di nuovo. Mangiare è un grosso problema proprio come prima.

In realtà è sottopeso come quando è uscita dalla clinica. Per un attimo l'operazione è in dubbio. Ma le Ms sono aumentate; bisogna asportarle. Non si può più rinviare. Il professor Rolle dà dunque l'ordine di preparare la sala operatoria per il lunghissimo intervento. Però per l'altra operazione, quella di gennaio, chiede tassativamente almeno cinque chili in più, anche se dieci sarebbero meglio.

Non rischierà una seconda operazione.

Il giorno in cui mia sorella viene operata a Coswig, io prendo l'aereo per andare nel sud della Francia. Da qualche anno abbiamo una piccola casa in Provenza, in cui trascorriamo tutte le vacanze. Klaus e nostra figlia sono già partiti in macchina con i nostri tre cani; io sono rimasta in Germania per un appuntamento. Adesso li raggiungo, triste e afflitta dai sensi di colpa. Franziska è ancora una volta sotto i ferri, l'aspetta di nuovo un lungo ricovero in ospedale, e io me ne vado in vacanza sul Mediterraneo. Mi sembra assurdo e fuori luogo, ma soprattutto non ne ho alcuna voglia. Col pensiero sono sempre a Coswig.

Naturalmente è stata la mia famiglia a convincermi. Per Franziska non fa alcuna differenza se sono a Wiesbaden o nel sud della Francia. E lei non avrebbe mai voluto che io vi rinunciassi. Devo accettarlo e basta.

Semplice! Come se fosse, semplice.

In questo periodo dentro di me nasce un sentimento che durerà e crescerà per tutti e sei gli anni della malattia. Un sentimento completamente irrazionale che però non sarò nella condizione di dominare. Non riuscirò quasi più ad apprezzare il fatto di essere in salute o persino di godere della vita.

E questa sensazione peggiorerà ancora dopo i sei anni.

«Conosce l'espressione 'colpa del sopravvissuto'?» mi chiederà lo psicoterapeuta nel febbraio 2013, quando niente più andrà bene nella mia vita e dovrò ricorrere all'aiuto di un medico.

Adesso sento solo che non è giusto che il destino sia benevolo con me e faccia vivere contemporaneamente l'inferno alla persona per me più cara. Io e Franziska ci siamo sempre prese cura l'una dell'altra. Per ciascuna di noi era importante che l'altra stesse bene. Non siamo solo sorelle. Ciascuna è l'amica più intima dell'altra con cui condivide le emozioni più profonde. Quello che sta passando lo vivo anch'io in prima persona al punto che non riesco a liberarmene neanche per un secondo.

Siccome non posso proteggerla da questa malattia, è come se mi stessi ammalando anch'io.

Al contempo io sono l'osannata eroina della famiglia. Perché sono stata io a scoprire il professor Rolle e quindi a trovare un modo per risolvere il problema delle metastasi.

«Hai fatto moltissimo» dice mia madre, che nel frattempo è giunta anche lei a Coswig per stare con Franziska dopo l'operazione. «Devi riposarti un po', goditi le vacanze.»

In definitiva ciò che mi ha fatto decidere di partire è stato il fatto che avevamo programmato queste vacanze con degli amici di Amburgo già da tempo. Loro hanno un figlio dell'età di mia figlia, e i due bambini non vedevano l'ora da mesi. I nostri amici hanno preso le ferie, prenotato l'aereo... Se avessi annullato tutto, avrei fatto la parte della guastafeste.

Comunque mi sento già stanca e depressa solo all'idea di dover passare tre settimane in qualche modo felice e contenta per non rovinare l'umore degli altri. Mi ritirerei molto più volentieri da sola in un antro buio.

Non appena scendo dall'aereo a Marsiglia, chiamo mio padre. Sono le dodici, chissà, forse...

Ha già avuto notizie da Coswig. «È andato tutto bene. L'operazione è riuscita. Il primo polmone non ha più metastasi.»

Nel bel mezzo dell'aeroporto inizio a piangere. Ho i nervi a pezzi.

In realtà, le vacanze vanno meglio di quanto pensassi. Mi fa bene passare del tempo con altre persone, riesco persino a distrarmi un po'. Nel frattempo sono in continuo contatto telefonico con Coswig, tanto che la France Télécom con quello che spendo per le telefonate potrà garantirsi per anni di rimanere in attivo. In ogni caso, anche per questa linea Klaus provvede a stipulare un contratto con una tariffa tutto incluso illimitata, che finora non avevamo considerato conveniente perché nel Mediterraneo nel complesso ci passiamo poco tempo.

«In futuro potrebbe capitare ancora che tua sorella vada in ospedale mentre noi siamo qui» dice, «e in tal caso finiremmo sul lastrico. Non puoi scrivere così tanti libri!»

Durante le ferie, se non sono al telefono o non sono in acqua a fare il bagno con gli altri, leggo libri di terapie anticancro alternative. Li ho comprati poco prima di partire. Nel caso di mia sorella stiamo procedendo contro la malattia con metodi convenzionali – chemioterapia, radioterapia, operazione –, tuttavia anche i medici più ortodossi considerano assolutamente utili trattamenti coadiuvanti come la terapia del vischio o della ipertermia oncologica profonda. Abbiamo pensato che sarebbe una buona idea se Franziska facesse qualcosa del genere dopo il ricovero a Coswig. Dopo tutto, ha rifiutato il secondo ciclo di chemioterapia che le era stato consigliato, sotto la sua responsabilità, ma comunque con il consenso dei suoi medici di Magonza che in proposito avevano opinioni discordanti per via del suo sottopeso. Per andare sul sicuro – per quanto possibile nel nostro caso – vogliamo cercare una sorta di soluzione alternativa. In uno dei libri, mi imbatto in un capitolo su un medico che offre proprio quel che cerchiamo. L'autore del libro pubblicizza la speciale tecnica del collega che consiste nel combinare diversi metodi alternativi insieme, ed elenca parecchi casi di pazienti di cancro che dopo aver abbandonato la medicina tradizionale sono stati salvati da questo medico. Anche se sono ormai sei mesi che faccio ricerche sul cancro, sono ancora abbastanza ingenua da credere senza esitazione a quel che leggo, e da non rendermi conto che per un ciarlatano è facile mettere nero su bianco i propri successi, senza rivelare, ovviamente – segreto professionale – i nomi delle persone guarite. Non c'è modo di verificare se tutto questo sia vero o no. Parto dal presupposto che quello che mi viene propinato corrisponda alla verità e che noi abbiamo trovato una buona strada. La mutua non copre la spesa ma questo non deve essere un deterrente, mi assumerò io i costi.

Dopo tutto si tratta della vita di Franziska. Non di soldi.

Ancora non ho imparato che alle volte non si tratta di nient'altro che di soldi. I malati di cancro, per la loro paura di morire, sono pronti a sborsare ingenti somme di denaro pur di guarire. E c'è una quantità di gente che sfrutta questa condizione senza scrupoli.

## 2

Non ha alcuna importanza quale sia il vero nome del dottor B. e in quale città eserciti. Ce ne sono tanti come lui. Che hanno fiuto per tutti gli affari in cui scorgono possibilità di grossi guadagni. Le loro premure verso i pazienti che gli si affidano sono inversamente proporzionali al loro amore per i soldi. E quindi tendono a zero.

Purtroppo, sotto questo aspetto la nostra famiglia non ha quasi nessuna esperienza.

Mia madre parla al telefono con il dottor B. e chiede un appuntamento in modo da potergli esporre il caso di Franziska. In questo periodo, poco dopo l'operazione, Franziska respira a fatica e non parla volentieri al telefono. Dopo di che, mia madre telefona a me, molto entusiasta. Il dottor B. è stato assolutamente delizioso, molto gentile e premuroso, e le ha detto che non deve preoccuparsi di nulla. Sistemerà tutto lui.

Un po' troppo ottimismo per un uomo che non conosce ancora né mia sorella né la sua cartella clinica. A posteriori suonerà strano, ma adesso ci lasciamo abbagliare da lui. Se pure un campanello d'allarme è suonato per ammonirci alla prudenza, lo abbiamo consapevolmente abbassato. Forse perché, già psicologicamente stremati, eravamo sfiancati dalle molte cattive notizie e dal susseguirsi dei terribili eventi degli ultimi mesi. Il nostro desiderio più grande è quello di avere notizia di buone prospettive, soprattutto se a parlare è un medico di cui vogliamo fidarci. Almeno per un paio d'ore, il dottor B. diventa la nostra ancora di salvezza nel mare in tempesta in cui siamo in balia da marzo.

Il giorno seguente, mia madre chiama di nuovo il dottor B. per chiedere informazioni più precise sul suo metodo e per mettersi d'accordo sui tempi.

Una volta chiarita la questione data e tempi, il dottor B. si dimostra come prima molto simpatico, e questo nel vero senso della parola. Si informa in modo piuttosto diretto della situazione finanziaria della famiglia: la sua terapia è molto, molto costosa, d'altronde non potrebbe essere altrimenti perché abbia successo. Purtroppo, come sempre, la mutua si rifiuta di coprire i costi.

Mia madre ha la sensazione che metta la questione soldi un po' troppo in primo piano, ma in realtà sappiamo che la medicina alternativa è un settore difficile perché costa molto e raramente è a carico della mutua. Dunque il dottor B. non fa eccezione e non ci dà motivo di diffidare. Franziska ha anche un'assicurazione integrativa privata per ricoveri ospedalieri che però non copre questi trattamenti poiché si tratta di prestazioni ambulatoriali.

La seconda parte del colloquio diventa poi antipatica quando mia madre passa a chiedere dell'effettiva terapia e cosa ha in mente per il caso di Franziska.

Il dottor B. diventa scorbutico.

«Non ha già letto cosa faccio?» chiede con tono aggressivo.

«Certo» risponde mia madre, «ma nel libro il suo collega parla delle sue terapie solo in un capitolo e in modo troppo generico. Vorrei sapere cosa intende fare di preciso con mia figlia.»

«O vi fidate o non vi fidate di me» scatta il dottor B. «E se non vi fidate allora tutto questo non ha alcun senso. Voglio dire, a cosa serve che io vi spieghi cose che non capireste comunque?»

Mia madre, offesa e indispettita dal suo tono, chiude il colloquio con freddezza. Nel pomeriggio ci consultiamo sul fatto se dare ancora fiducia al dottor B. Nel tardo pomeriggio, è lui stesso a richiamare. Questa volta si comporta in modo totalmente diverso: è gentile e cortese. Si scusa per i modi rudi della mattina e si giustifica dicendo che incontra sempre gente scettica e che non riconosce i suoi metodi, così nel frattempo è diventato restio a spiegare le sue terapie.

«Io ho davvero un alto tasso di successo» dice. «Molte persone che erano state completamente abbandonate dalla medicina tradizionale oggi vivono perché poi hanno scelto altre strade. Ho visto pazienti crepare per la chemioterapia e soccombere comunque al cancro. Per questo ho cominciato a pensare ad altre possibilità. Aiuterei volentieri sua figlia. È troppo giovane per morire.»

Poi spiega nel dettaglio a mia madre quel che ha intenzione di fare e qual è secondo lui l'efficacia del trattamento che ha in mente. In sostanza si tratta di iniezioni ad alto dosaggio di vischio, ipertermia oncologica su tutto il corpo e profonda in una zona in particolare; con questa terapia si potrebbero affrontare seriamente le metastasi ancora presenti sul secondo polmone.

«In questo modo, forse sua figlia potrebbe risparmiarsi la seconda operazione al polmone» aggiunge.

Siccome l'effetto positivo coadiuvante delle due terapie insieme è noto e provato, e poiché il dottor B. dimostra di nuovo un atteggiamento gentile e paternalistico, acconsentiamo. Franziska fissa per settembre una terapia di quattro settimane. Nostra madre l'accompagnerà in modo da non farla stare da sola notte e giorno nella città tedesca Vattelapesca, completamente sconosciuta. Le due donne affittano una piccola suite in un hotel, dove possono provvedere a tutto da sole. Dato che il cibo rappresenta ancora un problema per Franziska è importante non dipendere dai ristoranti. Lei mangia poco e molto spesso durante la giornata; il che sarebbe impossibile con la cucina di un hotel, così è meglio rimanere indipendenti. L'alloggio si trova praticamente vicino all'ambulatorio, e Franziska può raggiungerlo senza problemi in circa dieci minuti a piedi.

Io le accompagno in macchina all'inizio di settembre e controllo tutto per bene. L'appartamentino sembra a posto. Si affaccia sulla zona pedonale e nelle vicinanze ci sono grandi magazzini, supermarket e farmacie.

Insomma, non può andare storto nulla. Me ne torno tranquilla a Wiesbaden.

Franziska mi chiama la sera del giorno seguente. È stata per la prima volta nell'ambulatorio del dottor B. ed è tutt'altro che convinta.

«Quest'uomo» dice «ha una paura matta di non ricevere i suoi soldi. Abbiamo parlato più del suo pagamento che della mia malattia.»

Mi racconta dell'insolito «serio colloquio» che ha avuto, che credeva dovesse riguardare innanzitutto il suo cancro, il decorso precedente della malattia, la chemioterapia, il modo in cui lei ha reagito alle cure. Magari anche le malattie precedenti della sua vita, l'Hodgkin naturalmente, ma forse anche le malattie da bambina. Un po' come fanno tutti i dottori impegnati nella medicina alternativa, gli omeopati per esempio, che sono interessati al paziente e alle sue malattie in modo globale. Franziska si aspettava un'anamnesi approfondita, e per questo si era anche preparata ricordandosi e appuntandosi fatti importanti della sua storia clinica.

Appunti per cui il dottor B. non mostra neanche il minimo interesse.

Franziska viene fatta accomodare nel suo studio, in presenza di un assistente medico come «testimone» come dice il dottor B. A differenza delle promesse strombazzate al telefono («Sistemerò tutto io») adesso spiega a mia sorella che lei è molto, molto, ma molto malata. Che lei è uno dei casi più difficili che abbia mai avuto nel suo studio e che non le può dare assolutamente nessuna garanzia di guarigione. Le porge un modulo sulla scrivania e le chiede di firmarlo in due punti: prima sotto la clausola che dice che è stata informata in modo sufficiente sul fatto che il dottor B. non dà alcuna garanzia di guarigione, e poi sotto la clausola che dice che, nel caso non ci sia alcun miglioramento visibile nel suo stato di salute, lui, il medico, riceverà comunque il suo intero onorario, che Franziska e la sua famiglia saranno obbligati a corrispondere anche in modo sollecito.

«Tutto questo non ti sembra un po' strano?» chiede Franziska.

In effetti. Trovo curiosa questa procedura. Ma posso capire che lui deve cautelarsi.

«Forse» dico, «è stato querelato da qualcuno che non è guarito, che però credeva di dover guarire perché aveva pagato. Forse ci sono persone che pensano che la salute si possa comprare con i soldi, come una lavastoviglie o un'auto.»

«Dovrò pagarlo lo stesso comunque vadano le cose» dice Franziska. «Tanto più che i risultati si vedranno solo in futuro.»

Racconta che dopo il dottor B. le ha mostrato una lista di tutti i servizi offerti dal suo studio. Con relativi costi. Tra l'altro piuttosto alti.

«Mi ha chiesto cosa voglio fare. Mi è sembrato di stare in un salone di bellezza, in cui devo scegliere tra pedicure, peeling o un massaggio. O una pulizia del viso? Quell'uomo è un medico. Io sono la sua paziente. Mi aspettavo che *lui* mi dicesse cosa fosse necessario fare!»

E questa domanda lei gliela pone anche. Lui cosa le consiglia di fare? Considerato il suo quadro clinico.

Invece di darle una risposta concreta, il dottor B. tira fuori il suo argomento preferito. «Adesso, dipende da lei... ehm, da quanto vuole spendere.»

*Non dalla sua malattia?*

E poi chiede direttamente: «Qual è la sua situazione finanziaria?»

I soldi sono la chiave di tutto per quest'uomo, e probabilmente il modo in cui le persone vengono trattate nel suo studio sia dal punto di vista medico sia da quello personale dipende innanzitutto da quanto queste persone gli sembrino in grado di pagare. Così Franziska gli dà semplicemente la sua risposta preferita: «I soldi non sono un problema».

«E allora?» chiedo. «Come ha reagito?»

«Come se avessi premuto un interruttore. È stato disgustoso il modo in cui di colpo ha cominciato a farmi le moine. Mi ha promesso che lui stesso in persona si occuperà di stilare un programma di terapia. Mi chiedo chi si occupi di stilare programmi di terapia per i pazienti per cui i soldi sono un problema. Oltre a lui, non c'era nessun altro medico nello studio!»

A ogni modo, riceverà uno speciale programma di cure redatto dal capo in persona. Il programma completo.

«Debellerò tutto!» annuncia. «Tutto! Che il suo cancro si prepari a essere sconfitto!»

«Devo farlo?» mi chiede mia sorella. «O me ne vado subito?»

Oggi non saprei dire perché le consigliai di fare un tentativo con il dottor B. Credo sia dipeso dal mio esaurimento, dall'esaurimento di tutti. È difficile spiegare quanto fossimo già sfiniti dopo questi primi sei mesi di lotta continua. Nel dottor B. avevamo trovato qualcuno che prima di tutto ci sembrava degno di fiducia; avevamo messo tutto in moto e adesso non avevamo l'energia per cercare un'altra possibilità e ricominciare da capo.

«Provaci» dico, «almeno per una settimana. Dopo avrai un quadro più chiaro della situazione.»

«Okay» concorda Franziska. Sembra titubante, ma non vuole rinunciare a fare tutto il possibile per guarire.

In questo momento ignoriamo entrambe un'intima voce che vuole avvertirci.

# 3

Alla fine il trattamento del dottor B. costerà molte migliaia di euro. Franziska lo interromperà prima del previsto. Perché starà sempre peggio e perché non sopporterà più lo stile e i modi dello studio.

Il dottor B. tratta i suoi pazienti alternando aggressività e supponenza – secondo Franziska – con disprezzo malcelato, e va su tutte le furie ogni volta che qualcuno mette in dubbio i suoi metodi. Basta che un paziente si lamenti di stare ancora male e lo preghi di abbassare un po' la dose del trattamento perché lui si senta attaccato.

«Vuole morire?» chiede caustico di rimando. L'interlocutore risponde di no, naturalmente.

«Ecco, allora facciamo come dico io.»

Con Franziska è piuttosto gentile perché la vede come un pozzo pieno di soldi e ha quindi tutto l'interesse a tenersela come paziente. Quanto agli altri, che ci siano o non ci siano non sembra fare nessuna differenza. Nuovi pazienti ne arrivano a frotte: non ha bisogno di preoccuparsene o di comportarsi bene con loro. Lui vive grazie all'alta incidenza di cancro nella nostra società occidentale e anche grazie ai suoi colleghi, che noi abbiamo conosciuto bene: quelli che non infondono coraggio nei pazienti, che tolgono loro ogni speranza al punto da spingerli nelle grinfie di chi è capace di attirarli anche solo con la minima speranza di una possibile salvezza. Lui vive grazie alle tante cliniche universitarie, dove i pazienti sono solo un numero e vengono trattati con superficialità; dove si sentono completamente persi e hanno l'impressione che nessuno si interessi al fatto che loro vivano o muoiano.

Fondamentalmente non se ne interessa neanche il dottor B. Lo si capisce subito.

Già il primo giorno, Franziska viene fatta sdraiare su una sorta di letto di vetro. La sua temperatura corporea viene alzata fino a quaranta gradi – in un certo senso, le viene indotta una febbre abbastanza alta. Secondo il dottor B., questo metodo dovrebbe migliorare l'attività del sistema immunitario e favorire gli antiradicali liberi del suo corpo. Purtroppo Franziska non sopporta la procedura. Quando si alza dal letto di vetro, le gira la testa e le viene la nausea. Ma subito dopo le viene comunque fatta una iniezione di vischio che le dà il colpo di grazia perché poi si sente così male che non riesce più a mangiare nulla per il resto della giornata, ed è costretta a stare a letto perché non le reggono più le gambe.

Ha l'impressione che il tutto venga fatto in modo piuttosto casuale, e questo la rende diffidente e insicura. La tesi del dottor B. sembra essere quella secondo cui si può pensare di sconfiggere il cancro se il paziente spara tutte le cartucce di cui dispone e con quanta più polvere da sparo possibile. Dunque non si preoccupa affatto della condizione di ciascun paziente. Da marzo ad agosto, quasi senza interruzione Franziska si è sottoposta nell'ordine a chemioterapia, radioterapia, a un intervento all'intestino e a un intervento ai polmoni. Sebbene fosse già molto snella, nel frattempo ha anche perso quindici chili. È molto debole e non bisogna leggere la sua cartella clinica per rendersene conto, basta guardarla. Il prossimo gennaio dovrà sottoporsi al secondo intervento ai polmoni, ma se rimane sottopeso l'operazione potrebbe anche saltare. Adesso siamo a settembre. Non c'è poi così tanto tempo affinché si rimetta in forze. Le sembra che il dottor B. tenga molto bassa la sua terapia per poi aumentarla forse lentamente. Tenta di parlargliene, ma viene subito bloccata.

«Sono *io* il medico. Se non si fida di me si trovi qualcun altro.»

Il secondo giorno è strano. Poiché è dimostrato che le cellule tumorali muoiono se vengono portate a più di quaranta gradi, oltre al riscaldamento di tutto il corpo e all'iniezione di vischio Franziska deve sottoporsi a una ipertermia mirata della zona delle metastasi ai polmoni. Lo strumento impiegato per lo scopo ricorda un piatto che viene posizionato esattamente sul punto in questione per rilasciare il calore direttamente sul tumore o le metastasi. Franziska spera di reggere meglio questo metodo rispetto a quello del riscaldamento di tutto il corpo che invece l'ha affaticata molto. A mia sorella l'assistente medico che esegue l'operazione appare piuttosto disorientata.

«Mmm... dove devo... qui non è indicato» dice.

«Indicato?» chiede Franziska. È sdraiata a torso nudo su un lettino.

«Sì, di solito il dottore indica i punti sulla pelle del paziente. Devo sapere dove sono le metastasi.»

Nessuno ha mai chiesto a Franziska di indicare qualcosa.

«Forse può dirglielo lui» propone.

È chiaro che all'assistente non fa piacere dover disturbare il dottore. Franziska si è già accorta che comunque lui entra di rado in azione. Per lo più sta nella sua stanza al telefono. I suoi dipendenti sbrigano tutto il lavoro. Ogni tanto esce dalla stanza e abbaia contro qualcuno che sfrutta l'occasione per porgli al volo una domanda o – grave sacrilegio! – tenta una lamentela. È evidente che le sue assistenti hanno paura di lui.

Tuttavia a questa assistente non resta altro da fare. Deve andare nella tana del leone. E torna con uno stizzito dottor B. al seguito.

«Qual è il problema?» sbraita.

«La posizione delle metastasi non è indicata» risponde l'assistente con un filo di voce.

«Non ho ricevuto nessuna radiografia» dichiara il dottor B., «e quindi non posso sapere dove sono.»

«Da Coswig ho portato un CD» dice Franziska, «che contiene la radiografia della situazione alla fine di agosto.»

«Un CD! Un CD!» adesso il dottor B. si arrabbia davvero. «Io non sono una clinica specializzata sui polmoni, lo capisce? Non posso specializzarmi su ogni caso che mi viene sottoposto. Ha un'idea di quanto costino apparecchi del genere?»

«Quali apparecchi?» chiede Franziska.

«Per leggere i CD. Bisogna essere attrezzati. Io non ho un tale apparecchio!»

«Ma perché non l'ha detto?» vuole sapere Franziska. «Lei e mia madre avete avuto un colloquio preliminare. Perché non ha detto che le serviva una normale radiografia? Non sarebbe stato un problema.»

Al dottor B. non piace che gli si facciano notare i propri errori.

«Non ha importanza» dichiara. «Non importa la posizione delle metastasi!»

L'assistente lo guarda con aria sorpresa. Il dottor B. le strappa di mano lo strumento per fare calore e lo colloca di slancio sul petto di Franziska. «Funziona così.»

Franziska si chiede se ha beccato il lobo giusto del polmone, quello che non è stato operato. E se anche in quel punto c'è una metastasi...?

«Lei ha così tante metastasi» afferma il dottor B. «che ne becchiamo comunque parecchie.» Poi si rivolge alla sua assistente. «E adesso cominci!»

«Non ho così tante metastasi» azzarda a rispondere Franziska. «In tutto erano otto. Cinque sono state operate. Quindi ne rimangono tre.»

Ma lui non l'ascolta più. Lascia la stanza e si chiude, sbattendola, la porta dello studio alle spalle.

Dal quarto giorno, mia madre deve accompagnare Franziska ogni giorno perché nel frattempo si è talmente indebolita che persino il breve tragitto di dieci minuti a piedi è diventato un problema. Siccome, che si tratti di vischio o del riscaldamento di tutto il corpo, lei sta sempre male e le gira la testa, non la si può lasciare andare da sola per strada. Il rischio che cada o vacilli davanti a un'auto è troppo alto.

Ha fatto ancora una radiografia dei polmoni in un'altra clinica, che poi ha portato al dottor B. Da allora Franziska ha dei segni sul petto. Non sa se questo serva di fatto a qualcosa.

Intanto, ogni volta che ci sentiamo al telefono io la supplico di interrompere il trattamento. Ma lei ha troppa paura delle conseguenze. È ancora scioccata per il risultato della chemioterapia che con tanta disinvoltura ha avuto la meglio sul tumore. È convinta che il suo sangue brulichi di cellule tumorali e che solo con la terapia del calore e con il vischio possa avere ancora una possibilità. Adesso piange spesso, è scoraggiata e depressa. «Altrimenti morirò presto. La chemio non mi ha aiutato per niente!»

Anche mia madre è sempre sul punto di piangere quando ci sentiamo al telefono. «Non mangia niente. La nausea non l'abbandona mai. Sta ancora peggio di quando era a Monaco e io pensavo che peggio di così non poteva.»

Nel frattempo, mia madre è diventata talmente sospettosa nei confronti del dottor B. che adesso non si limita ad accompagnarla e ad andare a prenderla, ma non se ne va dallo studio finché i trattamenti non sono terminati. Che significa che deve rimanere lì in piedi per tutto il tempo. Nella sala d'attesa ci sono pochissime sedie e una quantità di pazienti che aspettano. Tutti hanno un cancro in uno stadio molto avanzato, sono nel bel mezzo di un ciclo di chemioterapia o l'hanno appena concluso. Mia madre mi racconta che la malattia gliela si legge in faccia: alcuni appaiono emaciati, altri sono gonfi per il cortisone, e sono tutti malfermi. I più deboli devono stare seduti, gli altri si appoggiano alla parete. Siccome mia madre, con i suoi settantuno anni, è la più anziana della compagnia e l'unica in salute, non pretende un posto a sedere. A ogni modo, stare in piedi pesa anche a lei: settembre è ancora molto caldo, l'aria fuori molto soffocante e nel piccolo studio sovraffollato persino insopportabile.

«Alle volte mi sembra buffo» mi dice. «Ma sembra davvero che gli altri siano sul punto di cadere a terra da un momento all'altro.»

Di solito, Franziska finisce la sua terapia verso mezzogiorno e si trascina di nuovo in hotel al braccio di nostra madre. Non pranza per via del senso di nausea. Una volta cerca di parlare del problema della sua alimentazione con il dottor B.

«Non posso preoccuparmi anche di questo» risponde con aria stressata.

Nei giorni migliori, quando si sente bene fino al tardo pomeriggio, riesce persino a fare una breve passeggiata fino in centro. E nostra madre la convince a fare queste gite non senza secondi fini: qualche volta riesce a portarla in una caffetteria e a farle prendere una fetta di torta. Sedute tra la gente nel caldo sole d'autunno, sembrano riacquistare un po' di vita, Franziska beve un caffè e mangia almeno metà del suo dolce. E sono eventi di tale portata che devono essere subito raccontati la sera al telefono. La nostra vita è così cambiata ormai che ci entusiasmiamo per mezza fetta di torta.

Uno di questi pomeriggi, incontrano una paziente dello studio del dottor B. nell'isola pedonale. Una donna della stessa età di mia sorella che sembra più morta che viva. Porta un foulard avvolto sulla testa calva, e il suo corpo smunto balla dentro i vestiti. Si regge in piedi a malapena, così mia madre – cui io e Franziska abbiamo da tempo diagnosticato la sindrome del buon samaritano – la obbliga subito a entrare nella successiva caffetteria, la spinge su una sedia e le ordina qualcosa da mangiare e da bere. Non appena si siede, la donna comincia a piangere.

Cancro al seno, che sembrava sconfitto. Ma poi è tornato e adesso ha metastasi alle ossa. È andata da diversi medici, e tutti le hanno detto che vivrà al massimo un altro anno. Nessuno le ha dato la minima speranza.

Solo il dottor B.

Certo, la donna capisce molto bene la situazione. Lei sa che probabilmente questo medico le ha detto parole di incoraggiamento solo perché la sua paura di morire significa una montagna di soldi per lui. Ma ciononostante lei si aggrappa al barlume di speranza che lui ha saputo accendere in lei, proprio perché lei non ha altro cui aggrapparsi. Si illude, ma alle volte è difficile sopportare il destino avverso.

Ha due bambini che hanno già perso tragicamente il padre. Il pensiero che possano perdere anche la madre la fa impazzire.

Lei e Franziska si chiedono se, nella situazione in cui si trovano, il fatto di avere figli piccoli dia loro la forza di andare avanti o le faccia sentire peggio. Non è facile dare una risposta univoca, è un po' tutte e due le cose.

Negli ultimi mesi molte persone che conosco mi hanno detto: «È un bene che tua sorella abbia dei figli. In questo modo dentro di lei si scatenano delle energie su cui non potrebbe contare altrimenti».

Sì e no. Il pensiero dei figli le fa spesso stringere i denti quando in realtà preferirebbe rintanarsi e infilarsi sotto le coperte. Ma al contempo il fatto di avere dei figli rafforza anche la sua disperazione. Sente che, proprio perché ha dei figli, le sarà più difficile mollare e accettare di morire quando non ci sarà più nulla da fare. Non solo per la paura di quel che ne sarà dei due senza di lei. Ma anche perché non riesce a sopportare l'idea di non vederli crescere. Era al settimo cielo durante le due gravidanze. Per il doppio dono che le era stato fatto: i bambini portano gioia in casa e poi, chissà, si sposano. Avrebbe avuto dei nipoti. Lei trova emozionante seguirli nella crescita, vedere come cambia la loro personalità, scoprirne i lati in cui rivede se stessa e quelli che la lasciano a bocca aperta. Franziska è sempre stata impaziente e curiosa della vita e di tutte le sue varianti. I suoi figli sono tutto per lei, creature amate ma anche avventura e pura emozione.

Spesso dice: «Niente e nessuno me li porterà mai via».

Lei e l'altra donna si capiscono bene quel pomeriggio nella caffetteria. Parlano anche del dottor B. Da quando hanno cominciato le sue terapie, stanno entrambe chiaramente peggio, e sono concordi sul fatto che le sue dosi siano troppo forti e che lui non tenga in nessuna considerazione quel che un corpo indebolito sia in grado di sopportare. E poi tutte e due soffrono per l'aria che si respira nello studio.

«Adesso mi trattano così solo perché sono malata» dice la donna.

Lo ha notato anche mia sorella. E lo considera uno degli aspetti peggiori della sua condizione: molta gente pensa che non sia più necessario trattarla con gentilezza. Soprattutto nell'ambiente medico, ma le succede anche in altri ambiti della vita di tutti i giorni. Finora, come accade alla maggior parte di noi, Franziska è stata potenzialmente utile agli altri; inutile illudersi: è da questo che dipende se gli altri ci trattano bene o male. Siamo tutti potenziali clienti. Potenziali acquirenti. Potenziali elettori. Gli altri sono disponibili con noi perché si aspettano qualcosa da noi.

Chi si aspetta niente da una donna malata di cancro al quarto stadio?

È un dato di fatto, quando si è gravemente malati, si impara molto sugli altri. Si fanno delle esperienze che sarebbe stato meglio non fare. Si conoscono persone come il dottor B. e ci si lascia rimbrottare da loro, si abbassa la testa, si soffre, si resiste fino alla fine.

In seguito, Franziska non saprà dire perché, proprio quel pomeriggio mentre conversava con quella donna disperata, giunse a questa conclusione: se fosse rimasta ancora lì, forse non avrebbe perso la vita ma il rispetto di se stessa sì.

L'indomani si congeda dal dottor B. Lui è così offeso che non le augura neanche buona fortuna per il futuro.

Si premura soltanto di ricordarle ancora una volta che deve comunque pagare tutte e quattro le settimane.

# 4

Nella storia della malattia di mia sorella piena di momenti in cui abbiamo toccato il fondo, il dottor B. rappresenta quello in cui abbiamo toccato il fondo del fondo. Mi è subito chiaro quando vado a riprendere Franziska e mia madre. Guardando Franziska, non posso essere completamente d'accordo con lei quando ha detto di dover sospendere la terapia per salvare soprattutto il suo rispetto di se stessa.

Secondo me, salva anche la sua vita.

Non avrebbe resistito oltre.

Prima di ripartire, mia madre ci invita a pranzare in un bellissimo ristorante. Nonostante il magnifico ambiente e il cibo eccezionale, abbiamo il morale a terra. A Franziska glielo si legge in faccia. Si vede quanto le faccia male il fatto di non reggersi quasi in piedi. Io sono furiosa con me stessa perché, in fin dei conti, sono stata io che ho scovato il dottor B. Ma come potevo immaginare che quest'uomo, che è pur sempre un medico abilitato, avrebbe agito in modo così irresponsabile?

Forse non si doveva indurre una febbre fino a quarantun gradi ogni giorno in una donna che neanche quattro settimane prima era stata sottoposta a un intervento ai polmoni durato diverse ore. Era troppo per lei, questo le ha tolto le sue ultime forze. Forse all'inizio si sarebbe dovuto tentare solo con il vischio. Forse un medico integerrimo l'avrebbe mandata via consigliandole di ristabilirsi prima, e di ritornare solo allora.

Forse, forse, forse. Non si può tornare indietro. Dobbiamo solo sperare che Franziska abbia aperto il paracadute al momento giusto.

È seduta di fronte a me. Non dice una parola. Sposta il cibo nel piatto. Ogni tanto un boccone.

È alla fine.

Mi rendo conto che dobbiamo fare attenzione a non rimanere incastrate in un cieco attivismo. Per la paura di non fare un passo importante, finora non ci siamo praticamente mai fermate. Viviamo pensando che, se indugiassimo anche solo per riprendere fiato, perderemmo quel poco di controllo sul cancro che abbiamo tanto faticosamente conquistato. E poi è evidente che Franziska ha urgente bisogno soprattutto di una cosa: pace. Tranquillità. La possibilità di ritrovare se stessa.

La osservo mentre mangia senza farmene accorgere. Lei non lo nota, è completamente immersa nei suoi pensieri.

Mi chiedo se riavrò la sorella che avevo una volta. Se sopravvivrà a tutto questo, sarà ancora quella di prima?

Guardando questa donna pallida, cadaverica, altre immagini mi scorrono davanti. Immagini del passato, di anni che, se pure non troppo lontani, sembrano di un altro mondo, di altri tempi. Immagini disordinate che si staccano dall'album della nostra vita. Io e Franziska da bambine, undici e dodici anni. Davanti allo specchio del bagno, conciate in modo incredibile, che cantiamo a squarciagola le canzoni degli ABBA. Lei come la bionda Agnetha, e io come la bruna Anni-Frid. Franziska che con la sua migliore amica se ne va la sera in discoteca in un Maggiolino stravecchio tutto scassato che sembra cadere a pezzi. Drafi Deutscher urla *Marmor, Stein und Eisen bricht* dal registratore a cassette, loro due cantano con lui e si giurano eterna amicizia. Franziska su un cavallo al galoppo su un prato, i capelli scompigliati dal vento e nostra madre che si agita perché lei non ha indossato il casco. Franziska sul divano, diciassette anni, con Laura, la sua gatta bianca e nera, sulla pancia, mentre legge *Der Tod des Märchenprinzen*. Franziska con la chitarra. *Blowin' in the Wind*. Com'è dolce la sua voce! Adora Joan Baez. E i Deep Purple. *Child in Time*. La ascolta in continuazione e io quasi non la sopporto più.

Io e Franziska sull'isola di Sylt. Corriamo fra le onde che si infrangono a riva per ore. Mi convince a tornare di sera con una bottiglia di vino rosso. Non abbiamo soldi in questo periodo, il vino è così scadente che ci viene un terribile mal di testa, ma il mare continua lo stesso a muggire e l'erba sulle dune a frusciare al vento.

Franziska che balla su un tavolo in una discoteca di Monaco, con un cappello da cowboy in testa. Franziska che si fa tatuare una rosa sul braccio e nostro padre conservatore che si spaventa. Franziska vestita di pelle nera sulla grossa motocicletta che suo marito le ha regalato per il suo trentesimo compleanno. Franziska con in braccio un gatto mezzo morto che ha trovato per strada, mentre lo porta dal veterinario, dove poi scoppia in lacrime perché deve essere soppresso. Franziska che da ragazzina, ogni sera per due mesi, butta polpettine con dentro antidolorifici oltre il cancello a un cane da guardia che sta morendo di cancro, il cui padrone non sa se farlo curare o farlo sopprimere.

Franziska, con cui gioco per tutta la mia adolescenza. Che mi legge i libri quando sono malata. Con cui vado sui pattini a rotelle, in bicicletta, faccio acrobazie sull'altalena, a cui racconto storie, con cui vedo *Una famiglia americana*, e con cui sparlo di professori ingiusti e compagni deficienti.

A cui io tengo un sacchetto di plastica davanti al viso durante i viaggi lunghi per andare in vacanza, perché lei soffre di mal d'auto.

Franziska con le sigarette e io che le dico: «Tu fumi troppo!» Franziska che adora addobbare gli alberi di Natale, cucinare impegnative torte decorate, con la sua passione per la pittura e la musica, con il suo debole per costose porcellane e preziosi gioielli. Franziska che ogni mercoledì cucina waffle in quantità industriali per il suo figlioletto perché lui di mercoledì fa ginnastica con un professore estremamente scorbutico e ha bisogno di coccole. Franziska tra i pony che ha riscattato tra quelli destinati al macello in Italia. Franziska che trabocca di bontà, amore, compassione. Che soffre per il mondo e le sue miserie, ma che ama comunque la vita e ha un sorriso raggiante. Che fa tutto quel che fa molto più intensamente di me.

Forse ha sempre pensato di non avere tanto tempo.

Forse ho sempre pensato che lei vivesse quello che io non ero in grado di vivere. Che lei vivesse anche per me, e che io vivessi grazie a questo.

Quando nell'autunno del 2011 la sua respirazione peggiora, io voglio donarle uno dei miei polmoni. A Vienna c'è un medico che esegue trapianti di polmoni da donatore vivente, mi sono informata a fondo su tutto. Lei non vuole assolutamente accettare.

Le dico: «Ti restituisco solo ciò che tu mi hai sempre donato: la vita».

Durante il viaggio di ritorno a casa, per poco non collassa in macchina. Di colpo diventa bianca in viso. È terribile e a un certo punto mormora con un filo di voce: «svengo».

«Una reazione all'ultimo riscaldamento del corpo» dice mia madre dal sedile posteriore.

«Calo ipoglicemico» dico io. A pranzo ha rimandato indietro il piatto senza aver quasi toccato cibo. Mia madre dice che neanche a colazione ha mangiato nulla. E va avanti così da due settimane. Nessuno può sopravvivere se non mangia.

Vedo la famosa «M» gialla sul ciglio dell'autostrada e giro subito a destra. Mi ricordo di una mia compagna di scuola che svenne una volta durante una gita e la nostra insegnante decretò: «Sale e grassi. Ci vuole una porzione di patatine fritte».

Mia sorella deve mangiare patatine, adesso! A costo di dovergliele cacciare io in bocca bastoncino dopo bastoncino. Mi dirigo verso il drive-in, compro una porzione large di patatine fritte, e poi raggiungo un parcheggio libero e mi fermo.

«Non riparto» dico, «finché non le avrai mangiate.»

«Sto malissimo» dice Franziska con una voce flebile. Ha reclinato il capo e chiuso gli occhi. Non sapevo che una persona potesse diventare tanto bianca in viso.

«Forse dovremmo chiamare il pronto soccorso» aggiunge mia madre preoccupata.

Alla parola «pronto soccorso» le palpebre di Franziska hanno un tremito.

«No» sussurra, «vi prego, nessun dottore, no!»

«E allora mangia subito le patatine» le chiedo perentoria. «A te la scelta: patatine o dottore.»

Si lascia imboccare da me. Mi sembra un uccellino, e io sua madre con i lombrichi. Sta male davvero e non ha il minimo appetito, ne sono certa, ma credo anche che ormai si sia messo in moto un circolo vizioso da cui dobbiamo assolutamente uscire. Durante la chemioterapia si è del tutto disabituata a mangiare e per qualche motivo dopo non è tornata alla normalità. Adesso la sua nausea persistente non ha nulla a che fare con la chemio, ma è la conseguenza del suo continuo digiuno. Insieme alle forti terapie del dottor B.

Abbiamo fortuna, il nostro intervento di primo soccorso sul ciglio dell'autostrada ha successo. Le guance di Franziska sembrano colorarsi un po', apre gli occhi. Raddrizza la schiena.

«Sto meglio adesso» dichiara, sorpresa.

«Lo vedi» dico, «che almeno una volta alla settimana serve mangiare?»

Non risponde, ma naturalmente avverte il tono di rimprovero della mia caustica osservazione.

Sarà un tema ricorrente per tutti e sei gli anni successivi. Con poche eccezioni. E diventerà motivo di litigio continuo tra di noi. Fino al suo quarantunesimo anno d'età non avevamo mai discusso tanto su una cosa come sulla questione cibo in questi ultimi sei anni, e di questo mi rammarico molto ancora oggi.

# Dicembre 2006-gennaio 2007

## 1

L'anno 2006 finisce meglio di quanto potessimo immaginare da quando abbiamo scoperto la malattia all'inizio di marzo. Il tumore all'intestino non c'è più, e finora non è comparsa alcuna recidiva. Uno dei due polmoni è privo di metastasi, e anche qui non ce ne sono di nuove. Con grande sorpresa dei dottori, le metastasi sull'altro polmone, che sarà operato a gennaio, non sono cresciute neanche un po', cosa che ci si aspettava dovesse accadere con ogni probabilità. Insomma sul fronte cancro tutto è fermo.

Forse dipende dal medico di Francoforte che adesso segue Franziska. La nostra famiglia va da lui da anni, solo che adesso abbiamo convinto anche Franziska che prima si faceva il problema della distanza geografica. Lui ha studiato medicina classica, ma poi si è specializzato in omeopatia. La sua peculiarità sta nel fatto che, pur tendendo sempre prima verso l'omeopatia, non mette comunque da parte la medicina tradizionale che conosce molto bene. Se lo ritiene opportuno, è sempre pronto a combinarle insieme e non sostiene solo l'una o solo l'altra in modo categorico. Franziska può telefonargli o mandargli e-mail regolarmente per chiedergli delle ultime scoperte, e poi lui in base a queste le cambia la cura. Era da tanto tempo che Franziska non stava così bene.

Il che non ci fa certo fare salti di gioia, la situazione è ancora molto incerta, ma secondo quanto aveva dichiarato quella prima oncologa Franziska avrebbe già dovuto essere morta o almeno in fase terminale. E secondo quanto dichiarato dai medici di Monaco per tenere in scacco il cancro doveva continuare con la chemioterapia, senza peraltro prospettive di una sicura guarigione definitiva.

Invece, lei è a casa con la sua famiglia. Addobba la nuova casa per Natale, compra regali. Cucina biscotti con la figlia. Clara è felicissima che la sua mamma sia tornata; una mamma diversa da quella post-chemioterapia della primavera, con cui gioca e ride di nuovo e che è pronta a fare tante cose insieme a lei. La trascina dietro di sé su uno slittino quando se ne va in giro nella campagna innevata con i suoi cani. La porta con sé quando va dai cavalli, e le lascia cavalcare il pony. A questo ritorno alla normalità di tutti i giorni, tutta la famiglia reagisce tirando un lungo sospiro di sollievo.

Sappiamo che a fine gennaio è in programma un'altra pesante operazione, ma festeggiamo comunque questo Natale più in tranquillità di quanto avremmo mai potuto sognarci solo qualche mese fa.

Io e Franziska ci regaliamo degli orecchini. Ci regaliamo sempre orecchini per Natale e il compleanno. Perché andiamo entrambe pazze per gli orecchini e pensiamo di non averne mai abbastanza. E perché ci fidiamo completamente l'una del gusto dell'altra. Cerchiamo sempre qualcosa di particolare da regalarci. E anche questo, gli orecchini, ci restituisce un senso di normalità. In fondo è un Natale come tutti gli altri.

Così poco prima di San Silvestro, parto con la mia famiglia di nuovo per il sud della Francia, questa volta un po' più serena e con meno sensi di colpa rispetto all'estate. Cerco di recuperare un po' di forze, faccio lunghe passeggiate sulla spiaggia e nel pomeriggio indugio seduta in terrazza finché intorno alle cinque il mare ingoia il sole diventato una palla di fuoco arancione. Poi anche lì, a sud, la temperatura si abbassa di colpo ed è il momento di rientrare, accendere il camino e bere una tazza di tè caldo. I limoni per il tè li raccogliamo dall'albero davanti casa.

Io comincio a sviluppare un nuovo libro e a prendere i primi appunti. Mi torna la creatività. Il giorno di Capodanno lo trascorriamo dai nostri vicini, Chantal e Jean-Jacques. Cucinano un menu da cinque portate e brindano con noi a mia sorella. Che tutto vada bene.

Chiamo Franziska ogni giorno e tento di convincerla a raggiungerci; sono certa che l'aria di mare e un clima più mite le farebbero bene. Ma suo marito non può prendere giorni di ferie, e lei non vuole lasciarlo di nuovo da solo, dopo tutto il tempo passato lontani durante lo scorso anno.

Seconda settimana di vacanze, martedì, 9 gennaio 2007. Verso le quattro e mezza torno a casa da una passeggiata in spiaggia. Klaus mi aspetta sul cancello del giardino. Ha telefonato Christian: Franziska è in ospedale.

Un attacco di panico mi travolge all'istante: gambe molli, formicolio nelle braccia e nelle gambe. Tachicardia.

«Oddio» dico, «oddio!»

«Sospettano un blocco intestinale» mi informa Klaus. «È già al pronto soccorso. In un ospedale di Monaco.»

Chiamo immediatamente mio cognato. È di nuovo a casa perché non è riuscito a trovare subito qualcuno che si occupasse della piccola. Mi racconta che in tarda mattinata Franziska ha avuto atroci dolori addominali, che sono man mano peggiorati fino a diventare insopportabili. Lui ha quindi telefonato al medico di Francoforte, che, anche se in vacanza, aveva lasciato il suo numero di cellulare a Franziska dicendole che poteva contattarlo in qualunque momento. Ha pensato potesse essere un blocco intestinale e ha detto di portarla subito in un ospedale.

Non ci coglie del tutto impreparati. A Magonza a Franziska era stato spiegato che un evento del genere è possibile, se non quasi certo. Dopo il pesante intervento di giugno, il suo intestino ha molte cicatrici. E le cicatrici possono crescere e causare un blocco intestinale.

Tuttavia...

«E se si trattasse di un nuovo tumore?» chiedo, assalita dalla paura.

Secondo Klaus è improbabile. «A fine novembre ha fatto la visita di controllo. E non è emerso nulla. Come poteva venire fuori così velocemente e diventare tanto grande da provocare un blocco?»

Tento di raggiungere mia sorella al cellulare, ma lo tiene spento. Al pronto soccorso è vietato l'uso del cellulare. Chiamo mia madre, ma ne sa quanto me.

Aspettiamo. Sopraffatti di nuovo dal terrore. Il ghiaccio su cui ci muoviamo rischia di nuovo di rompersi sotto i nostri piedi. Un attimo prima pensi di aver ritrovato un po' di normalità, l'attimo dopo ti ritrovi seduta, inchiodata, accanto a un telefono a fissare l'apparecchio aspettando, oppressa dall'angoscia, che suoni.

Franziska chiama verso sera. Di nascosto perché in pronto soccorso deve tener spento il cellulare. Non ha più dolori e vorrebbe tornare a casa. Si è trattato di un lieve blocco intestinale che hanno risolto facendole bere un mezzo di contrasto in grande quantità. Uno strano metodo, di cui ci serviremo ancora una volta in futuro, e che a quanto pare le fa bene. Grazie a Dio. Temevo che dovesse andare di nuovo sotto i ferri.

Deve aspettare ancora un po' perché le hanno fatto una radiografia e un medico andrà a parlarle più tardi dell'esito.

«Credo che faremo molto tardi» dice. «Mi tratterranno fino a stanotte. Ti richiamo da casa.»

«Okay» rispondo. Sollevata. È andata bene. Devo smetterla di farmi prendere subito dal panico, mi dico.

L'indomani Franziska non chiama da casa. Chiama di nuovo la stessa sera, molto tardi, sempre dalla clinica.

E niente, niente è andato bene.

Siamo nel bel mezzo di un'altra catastrofe.

# 2

«Carcinosi peritoneale» dice il medico in piedi davanti al letto di Franziska, con una cartella in mano; lei non sa se dentro ci sono le sue radiografie, la sua anamnesi o se la cartella non ha nulla a che vedere con lei. Il medico corre come un indemoniato da una parte all'altra dell'affollatissimo pronto soccorso. Sembra che le disgrazie siano concentrate tutte all'inizio di quest'anno: incidenti, casi di violenza, malattie gravi. È come se questo lungo periodo di festa non fosse ancora finito ed esplodesse con tutta la sua forza.

Franziska è stata parcheggiata in una stanza, da diverse ore ormai; con lei c'è una donna, anche lei portata lì d'urgenza. Ha un tumore all'esofago, il suo stomaco è stato tirato verso l'alto con un'operazione e usato in parte per ricostruire l'esofago. Da due giorni non riesce più a deglutire. Trema per la paura e non smette di piangere.

«Carcinosi peritoneale?» chiede Franziska.

«Esatto. Presenza di cellule tumorali nel peritoneo. Con enorme quantità di liquido. Non c'è altra spiegazione.»

Come tutti noi, nel frattempo anche Franziska si è fatta una cultura sul tema cancro. Lei sa che il tumore al peritoneo è la cosa peggiore che possa capitare. Non si può operare e la chemioterapia non è efficace perché il peritoneo è poco irrorato di sangue e i farmaci non possono essere trasportati a sufficienza alle cellule tumorali.

In sostanza una condanna a morte.

Ciononostante chiede: «Cosa posso fare adesso?»

Purtroppo il medico non appartiene a quella schiera di suoi colleghi benedetti dalla qualità dell'empatia. Lui si rende conto, deve rendersi conto, di quale notizia ha appena dato a una donna relativamente giovane. Tuttavia, riesce a mettere insieme solo una risposta brusca, quasi cinica.

«Niente» dice. «Lei non può fare più niente. Solo testamento.»

Mentre Franziska ha la sensazione che qualcuno l'abbia colpita al petto con un martello e che tutto il mondo intorno le crolli addosso ingoiandola in una fitta nebbia irreale, il medico si rivolge all'altra paziente, che, il fiato sospeso, ha ascoltato la condanna a morte appena pronunciata.

Purtroppo non le va meglio. La informa che il suo cancro è ricomparso, che con l'esofago ricostruito non potrà più ingoiare nulla e che deve prepararsi a una sonda gastrica. E comunque non potrà andare avanti così a lungo.

Detto questo, esce subito dalla stanza. Lo aspettano ancora molti altri pazienti.

Le due donne nella piccola camera rimangono in silenzio per qualche minuto. Franziska combatte ancora nella nebbia. E poi d'un tratto l'altra comincia a ridere. Ma non di gioia o per esprimere un senso di liberazione, come potrebbe: lei urla. Con una voce stridula, isterica.

«Stia zitta!» dice Franziska.

L'altra non sente. È una risata malata, tra il riso e il pianto. Sempre più forte e convulsa. Sta per avere un crollo di nervi, è evidente. Alla fine Franziska suona il campanello per chiamare un'infermiera. Lo suona a lungo finché quella arriva, per giunta irritata.

«Cosa succede?»

Domanda più che superflua, dato che già sulla porta anche l'infermiera viene investita da quella risata da pazza.

«Non sta bene» dichiara Franziska indicando la sua compagna di stanza. «Ha bisogno di un calmante.»

«Oggi impazziscono tutti» replica l'infermiera. Non ce la fa più, è esausta. Una paziente nel bel mezzo di una crisi di nervi nel trambusto del pronto soccorso era proprio quello che le mancava.

Anche Franziska è psicologicamente al limite. Ha la sensazione che, se qualcuno non farà smettere di urlare quella donna, presto comincerà a urlare anche lei.

«Potrebbe chiamare un dottore per favore?»

L'infermiera annuisce e scompare. La donna va avanti a ridere.

Non arriva nessun medico.

Ma un'ora più tardi si presenta un'altra infermiera. Porta fuori dalla stanza la donna che ride ancora istericamente. Franziska non sa dove e neanche quel che le succede dopo. Ma ne ha comunque abbastanza di lei.

Accende il cellulare e chiama suo marito, poi sua madre. E poi me. Ci dice che morirà.

Nessuno dorme questa notte. Ci telefoniamo tutti, parliamo, piangiamo. Cerchiamo di consolarci a vicenda, ma non troviamo nessuna consolazione. Abbiamo combattuto tutti così strenuamente. Con buoni risultati. Solo per trovarci adesso di fronte alla massima catastrofe, al disastro totale.

Molto tardi, parlo ancora una volta con Franziska. Manifesta di nuovo una calma innaturale, come la volta delle metastasi al cuore. Vorrebbe parlare con un medico, ma non c'è nessuno. La prego di farsi dare un sonnifero da un'infermiera, oltre al Tavor che ha già preso e che però stanotte non fa il suo dovere. Si fa dare qualcosa ma non dorme comunque. Quando ci sentiamo di nuovo verso l'una di notte, sembra un po' intontita, parla strascicando le parole.

Io passo la notte davanti alla televisione avvolta in una coperta ma tremante comunque di freddo. Faccio zapping da un programma all'altro. Non mi rimane nulla di quel che vedo.

L'indomani mattina mi chiama mia madre. Ha cercato di parlare con il professor Junginger, ma era in sala operatoria. Richiamerà lui a mezzogiorno. Chissà se potrà essere d'aiuto.

Mio padre è già in autostrada, destinazione Monaco. Vuole stare con sua figlia. Vuole essere lì quando arriverà il prossimo medico con la prossima cattiva notizia.

Io non riesco a stare in casa. Vado al mare. Adesso, all'inizio di gennaio, è meravigliosamente deserto e solitario. Sulla scogliera c'è un sentiero ripido e roccioso che sale e scende lungo tutta la costa fino a Nizza, e che è ombreggiato da pini abbarbicati sulla roccia in un'impressionante posizione minacciosamente inclinata su un mare blu brillante, che talvolta si infrange violento contro gli scogli. Parcheggio la mia auto in La Madrague e mi incammino. L'inizio del sentiero che porta fino alla prima ripida altura è la parte che preferisco di più. Ci vogliono circa trenta minuti per arrivarci e rappresenta una vera e propria sfida da atleta soprattutto se lo si percorre con andatura veloce. Il tragitto si fa spesso pericolosamente stretto, a sinistra c'è il rischio di caduta sassi, come annunciano diversi cartelli, e a destra c'è lo strapiombo che sovrasta il mare. Verso l'alto diventa invece sempre più ripido.

Comincio a correre.

Voglio lasciarmi alle spalle la paura, il terrore. I miei pensieri martellanti che si sono trasformati ormai in un brusio continuo: è finita, è finita, è finita.

Non mi fermo, non riprendo fiato. Voglio solo stordirmi.

Mentre corro mi imbatto in una squadra di operai, che sta ripristinando un pezzo di sentiero franato. Le onde hanno causato il distacco di un intero pezzo di roccia che è stato coperto provvisoriamente con una pedana. La attraverso correndo e continuo a salire sul pendio ripido correndo così forte che mi fanno male i polmoni, i fianchi.

Giungo in alto ma non mi voglio fermare. Il sentiero continua per un pezzo in piano, ma per me è troppo noioso e troppo pericoloso: se smettessi di iperventilare comincerei di nuovo a pensare.

Così riprendo a correre per tornare indietro, giro a Madrague e corro di nuovo su. Pian piano sento che i polmoni stanno per scoppiare ma non mi importa. Sento salire il sangue al cervello, mi trema la vista.

Altro giro.

Quando passo per la quarta volta davanti agli operai, quelli si scambiano occhiate incredule.

«Madame...?» mi dice uno in tono preoccupato.

Io non faccio una piega e continuo a correre. Altro giro.

Altro giro.

Ho un collasso vero e proprio sul sedile del guidatore, vedo nero. Respiro a fatica e mi duole ogni centimetro del corpo. Io corro molto, ma non sono allenata per un numero di corse di questo genere. Sono sfinita e probabilmente quello che ho fatto è alquanto rischioso, ma era l'unico modo in cui potevo superare questa mattinata.

Torno a casa. Forse il professor Junginger si è fatto sentire nel frattempo.

E in effetti lo ha fatto, ma non può dire molto senza aver visto prima questa nuova radiografia. Deve vedere le immagini prima di dirci quel che ne pensa.

Secondo me oggi non si può più fare nulla, perché, come in passato, le radiografie non possono essergli trasmesse subito. Ma ricordo che l'altra volta le spedimmo, e così decidiamo che mio padre riparta l'indomani da Monaco e porti lui stesso le radiografie a Magonza. È il modo più veloce.

## 3

Quando mio padre arriva all'ospedale di Monaco, da Franziska c'è un medico diverso da quello della sera prima, che conferma ancora una volta la diagnosi. Carcinosi peritoneale, «è evidente». Non pronuncia quelle parole con la stessa brutalità del suo collega e non dice che non c'è più nulla che lei possa fare. Dice: «Lei può fare ben poco».

In sostanza la stessa cosa.

Franziska viene dimessa e le vengono consegnate le sue radiografie. Nostro padre la riporta a casa. Durante il viaggio cerca di parlare con lei ma lei risponde a malapena. Ha lo sguardo fisso avanti a sé, le pupille ingrandite in modo innaturale.

Probabilmente è sotto shock.

Suo marito è a casa con Clara, anche lui sotto shock, profondamente sconvolto. Al figlio Johannes non hanno detto nulla di preciso ma hanno minimizzato l'accaduto dicendo che si è trattato solo di una «piccola complicazione». In seguito mi dirà che aveva capito subito che era successo qualcosa di terribile, e non solo perché suo nonno era arrivato all'improvviso. Ma anche perché non aveva mai visto sua madre in quello stato.

«Non era più se stessa. Se qualcuno le parlava, passava un bel po' prima che lei reagisse in qualche modo. Si muoveva lentamente come un fantasma. Sembrava essere altrove.»

Per la maggior parte del tempo, Franziska fissa il vuoto fuori dalla finestra in silenzio. E poi a un certo punto prende in braccio la piccola e la stringe forte a sé.

Mio padre ha la sensazione che stia cominciando a dirci addio.

Nel frattempo nel sud della Francia anche il mio corpo comincia a dar segno di non sopportare più tutto questo. Nel primo pomeriggio, d'un tratto inizia a bruciarmi tutta la pelle del viso. Poi gli occhi. Le palpebre si ingrossano, e si gonfiano anche le labbra. A sera sembro il risultato di un trattamento di Botox non riuscito e di un pestaggio in birreria.

Una tremenda reazione allergica che durante la notte intacca anche il respiro. Non ne capirò mai la causa. Non ho mangiato nulla di diverso dal solito, in realtà oggi non ho affatto mangiato. Ha a che fare con il mio salire e scendere il sentiero sulla scogliera? Con il mio totale sovraffaticamento fisico? O con lo shock per l'impietosa diagnosi definitiva di Monaco? Il mio medico di Francoforte, cui racconto in seguito di questo strano evento, pensa non sia insolito in caso di un forte stress emotivo.

L'indomani ho un aspetto talmente orribile e respiro talmente a fatica da dover andare per forza da un dottore. Indosso i miei occhiali da sole senza comunque riuscire a camuffare più di tanto il mio viso gonfio, a chiazze viola. L'attesa nell'affollata sala d'aspetto del medico è una tortura, anche per Klaus che deve accompagnarmi perché, a differenza mia, parla francese fluentemente. Io ricevo occhiate di compassione, lui occhiate sospettose.

«Tutti pensano sia stato io» mi dice sotto voce. «Sembri la vittima di una violenza domestica!»

Io non riesco a parlare bene perché le mie labbra e la lingua – almeno così mi sembra – sono diventate grosse il doppio. «Lo pensci tu» biascico.

Il medico pensa a un'intolleranza alimentare, ma secondo me è improbabile. Comunque sia, in fin dei conti non m'importa, deve solo vedere di farla passare. Mi fa un'iniezione di cortisone e mi dà anche compresse di cortisone da prendere per il resto della settimana. E in più mi dice che è stato pericoloso far passare la notte, sarei dovuta andare di corsa in ospedale.

«Sarebbe potuta soffocare se di colpo si fossero ingrossate, e quindi ostruite, anche le vie respiratorie» dichiara.

Per fortuna i suoi farmaci funzionano e anche subito. Fino a sera riacquisto un aspetto quasi normale, e l'indomani si vede ancora solo un leggero colorito bluastro.

Nel frattempo mio padre è di nuovo in viaggio. Con le radiografie in una busta posata sul sedile del passeggero, è di nuovo in autostrada con destinazione Magonza.

Aspettiamo.

Come aspetta Franziska questo 11 gennaio? Il professor Junginger si metterà subito in contatto non appena avrà visionato le immagini.

Nel frattempo mia sorella prosciuga il suo conto; va a Monaco e compra un orologio da polso al marito. Un orologio incredibilmente bello e incredibilmente costoso. Una volta lui ne aveva parlato con un tono di desiderio. Franziska aveva pensato di regalarglielo per il suo cinquantesimo compleanno, che però sarà nel 2008 a luglio.

«Sembra che non ci sarò allora» dice quando gli porge la confezione regalo. «Così te lo do adesso. In ricordo di me.»

Lui scoppia in lacrime. E anche lei.

Clara è da una vicina, Johannes da un amico. I due si mettono in macchina e fanno un giro. Non riescono a stare in casa. Vanno in posti che conoscono, che amano, in cui hanno dei ricordi. Senza una meta precisa tra il lago di Ammer, il lago di Stanberg e Monaco. È qui che hanno trascorso la maggior parte della loro vita insieme. Parlano, piangono. Franziska tiene il cellulare stretto in mano.

Ma, pur avendo il suo numero di cellulare, il professor Junginger prova prima a chiamarla a casa. Non trovandola, chiama nostra madre.

La quale avverte prima Franziska, e poi me.

Quando il telefono squilla nel sud della Francia, io so già che si tratta della notizia che aspettiamo tutti.

«Allarme rientrato» dice mia madre, non appena rispondo.

«Allarme rientrato?» le faccio eco.

«Senza dubbio» conferma lei. «Da quello che ho capito, il liquido è un residuo dell'operazione, e non un segnale di carcinosi peritoneale.»

«Lo esclude davvero?» mi sincero, incredula.

«Completamente.»

Poi mi racconta della telefonata a mia sorella mentre stava in macchina. «Si sono messi entrambi a urlare. Gli ho detto di accostare e fermarsi, e di aspettare finché non fossero tornati in sé. Saranno ancora da qualche parte sul ciglio della strada a urlare come dei pazzi.»

La sera festeggiamo tutti. Io e Klaus stappiamo una bottiglia di champagne anche se io non dovrei assumere alcolici per via dei farmaci. Ci sentiamo sollevati e felici, come se ci fossimo risvegliati da un incubo. Mio cognato tiene l'orologio che ha ricevuto un anno e mezzo prima di compiere cinquant'anni, e in seguito non lo porterà molto spesso perché avrà sempre un doppio significato per lui.

«Mi ricorda uno dei giorni più brutti della mia vita» dice. «Non riesco a guardarlo senza che mi torni in mente.»

I medici di quella clinica di Monaco non sapranno più niente di mia sorella, e non verranno mai a sapere del loro errore. Queste storie vanno sempre a finire così: nessuno va mai a lamentarsi del fatto che è stato fatto un errore. Sarebbe il caso di farlo, sarebbe il caso di far loro sapere quale inferno hanno fatto passare a un'intera famiglia? Non lo si fa perché si sa come reagirebbero: «Le abbiamo detto quel che era giusto secondo la nostra esperienza».

E anche questo è sicuramente vero.

Non è passato ancora un anno da quando a mia sorella è stata pronunciata la diagnosi di cancro e abbiamo già ascoltato tre terribili prognosi che si sono rivelate tutte sbagliate. Quella dell'oncologa all'inizio («Non sopravvivrà all'anno nuovo»), quella del primario di quella clinica oncologica («Metastasi al cuore») e adesso questa («Carcinosi peritoneale. Non c'è più niente da fare»). Io la considero senza dubbio un'alta percentuale di errore, e noi non siamo di certo l'unica famiglia vittima di cose del genere.

Il problema, tuttavia, non sono soltanto coloro che sbagliano. Secondo me il vero problema è il modo in cui queste notizie vengono date. Si tratta di cancro. Non di dire a un paziente che ha una grave infiammazione alla gola e poi viene fuori che ha un semplice raffreddore. Con il cancro è sempre questione di vita o di morte. Ci sono persone che se la tolgono la vita a causa di diagnosi come quelle formulate a mia sorella. È un ambito in cui ci si deve muovere con cautela, in cui si deve sempre tenere conto di possibili errori. Un medico non dovrebbe mai comunicare frettolosamente a un paziente una diagnosi di tumore al peritoneo, non dovrebbe mai fargli intendere quanto la sua situazione sia senza scampo con una sola frase, tanto più se, come dimostrano i nostri casi, non può esserne certo. Ai pazienti sarebbe probabilmente più d'aiuto se un medico tenesse sempre in conto la possibilità di sbagliare.

La consapevolezza di poter sbagliare induce l'uomo ad agire in modo più prudente. In questi primi dieci mesi da incubo, in cui la vita di tutti noi è stata stravolta da un giorno all'altro, almeno in tre casi saremmo stati estremamente grati se i medici in questione si fossero sentiti meno pieni di sé e si fossero comportati in modo un po' più umano.

Tuttavia il mese di gennaio dell'anno 2007 finisce bene per altri aspetti. Il secondo polmone di Franziska viene operato con successo dal professor Rolle. E poco prima del suo quarantaduesimo compleanno a febbraio, dopo un'accurata visita di controllo, riceve il regalo più bello: esito negativo.

# Un passo indietro: linfoma di Hodgkin

## 1

Il linfoma di Hodgkin, ormai è chiaro da tempo, è la causa scatenante dell'intera tragedia, e purtroppo in seguito acquisterà ancora più importanza. Questa malattia, che insorse diciotto anni fa, è responsabile del destino di Franziska.

Cos'è il linfoma di Hodgkin? Prende il nome dal medico inglese Thomas Hodgkin, che lo ha descritto per la prima volta. Lo *Pschyrembel*, il dizionario medico più famoso, lo definisce «una malattia maligna del sistema reticolare e linfatico con formazioni granulomatose». Come primi segni della malattia qui vengono citati astenia, mal di testa e sudorazione notturna. Oltre al «lento ingrossamento dei linfonodi del collo».

Nei bambini e adolescenti o adulti molto giovani si manifesta in una certa forma mentre nelle persone intorno ai sessantacinque anni si manifesta in un'altra. Tuttora non si conoscono bene le cause alla base del linfoma di Hodgkin.

Se non trattato porta con assoluta certezza alla morte, ma viene curato con buoni risultati con una combinazione di radio e chemioterapia. Nell'ottanta per cento dei casi di malattia si registra una completa remissione.

Tuttavia proprio questa speciale combinazione di radio e chemioterapia insieme «favorisce l'insorgenza di nuovi tumori. Il rischio aumenta col passare del tempo dal trattamento del linfoma di Hodgkin» secondo quanto affermato dalla DKG, la società scientifica nazionale tedesca per la lotta ai tumori.

In molti casi, le radiazioni provocano una fibrosi polmonare, cioè il tessuto dei polmoni si cicatrizza e si irrigidisce progressivamente comportando la riduzione del tessuto sano e la perdita di capacità respiratoria. Ma tutto questo lo scopro solo molti anni più tardi da uno pneumologo. Quando nel marzo 2006 mi metto a fare ricerche sul linfoma di Hodgkin perché Franziska si è ammalata di cancro, non trovo la frase «fibrosi polmonare come effetto postumo», anche se – almeno secondo quel medico – l'incidenza di questi casi non è trascurabile. Alla fine, anche per noi è quella la causa dell'ultima catastrofe, ma lo capiamo solo molto dopo. Se anche avessimo riconosciuto in anticipo questa possibilità come un pericolo, non avremmo comunque potuto cambiare il corso degli eventi.

Quando Franziska nel 1988 si ammala di linfoma di Hodgkin, viviamo insieme a Monaco in un piccolo appartamento con tre stanze, e nessuna di noi due ha mai sentito parlare di questa malattia. Io lavoro come scrittrice free-lance, Franziska è impiegata presso una rivista. A febbraio, intorno al suo ventitreesimo compleanno, nota per la prima volta un piccolo ingrossamento a sinistra sotto il collo, cui inizialmente non dà troppo peso. Quando, dopo due settimane, l'ingrossamento non è ancora scomparso, si rivolge a un medico, che la tranquillizza. «Un raffreddore trascurato che ha intaccato un linfonodo. Non è insolito alla fine dell'inverno.»

Le prescrive vitamine per rinforzare il sistema immunitario.

L'ingrossamento aumenta. Ma non fa male e quasi non si vede. Comincia a darle fastidio, nel senso che comincia a vedersi, solo quando con l'arrivo della primavera si indossano scollature più profonde e non si portano più le sciarpe.

Va di nuovo dal medico, il quale questa volta reagisce con un po' di nervosismo. Lei si preoccupa troppo senza motivo, l'ingrossamento se ne andrà da solo. Deve stare di più all'aria aperta. A quanto pare il suo sistema immunitario non è al massimo.

Così Franziska passa più tempo all'aria aperta. Ma ha la sensazione di trascinarsi dietro qualcosa. È sempre stanca e, anche se dorme la notte, ha problemi durante il giorno e non riesce a concentrarsi sul lavoro. Qualche volta di notte si sveglia in un bagno di sudore.

Va da un altro medico. L'ingrossamento al collo è un po' cresciuto.

Anche per questo medico non c'è motivo di preoccuparsi. Quando gli racconta della sudorazione notturna (un sintomo classico del linfoma di Hodgkin), quello ipotizza un disturbo ormonale, e le dà un farmaco adatto. Quanto all'ingrossamento, dice, lei deve aspettare. Scomparirà presto.

L'ingrossamento non scompare, gli eventi di sudorazione notturna si ripetono con più frequenza, ma siccome Franziska crede di essere diventata ipocondriaca per il momento decide di non andare da un altro medico. Come scopriremo in seguito, l'Hodgkin approfitta nel frattempo di questo vantaggio temporale che gli viene concesso, e dal primo passa al secondo stadio.

A luglio, Franziska va in Ungheria con una sua amica. Le due ragazze vogliono partecipare a una vacanza a cavallo nella Puszta. Franziska ha già una predilezione per le vacanze avventurose. In questo caso, vivranno in piccole capanne di paglia nella steppa, monteranno cavalli più o meno addomesticati, e la sera sederanno in cerchio intorno a un falò. Franziska non si sente in forma ma non vuole disdire il viaggio da tempo programmato con l'amica. Lì fa molte fotografie, che io conservo ancora a casa mia in una scatola di scarpe su uno scaffale, e che, dopo tutto quello che è successo, non riesco mai a guardare senza provare un senso di angoscia. Franziska non sembra stare male: il viso, diventato subito marroncino, appare sano. È felice in quel gruppo di giovani e cavalli. Tra le capanne si vedono fili tesi su cui è stesa ad asciugare la biancheria che i campeggiatori hanno lavato in bidoni pieni d'acqua. C'è quasi sempre il sole, hanno tutti una espressione rilassata e serena. Anche Franziska.

Ma l'ingrossamento sul collo si vede in quasi tutti gli scatti. È adesso che comincia la catastrofe della sua vita: questi sono i primissimi segni di una tragedia che in seguito porterà via la mamma a due bambini, la moglie a un marito, la figlia a due genitori.

E a me la sorella.

Franziska torna a casa soddisfatta e allegra. Alla fine di agosto, va comunque per la seconda volta dal medico numero due. Durante l'estate, l'ingrossamento è cresciuto ancora un po'. E dice al medico che i disturbi ormonali non sono migliorati. Ormai, si sveglia quasi ogni notte in un bagno di sudore.

Il medico esegue una palpazione dell'ingrossamento e dice che potrebbe trattarsi di tessuto adiposo, niente di grave, ma non bello da vedere. Si potrebbe asportare con un piccolo intervento. Franziska è comunque in salute. Che ascolti troppo il suo corpo? Vuole sapere se Franziska ha un ragazzo. E lei risponde che lo aveva ma che l'anno precedente si sono lasciati e adesso è sola.

«Non ha ancora elaborato la separazione» dice il medico. «E si porta dietro una zavorra psicologica.»

Franziska torna a casa e decide che non vuole più pensare a ingrossamenti sul collo e sudorazione notturna. Forse, pensa, scompariranno presto così come sono venuti. Siccome crede ancora abbastanza nella categoria, dopo la diagnosi dei due medici si considera un po' nevrotica ma comunque sana.

Ma alla fine di ottobre arrivano i dolori. In seguito Franziska potrà indicare con esattezza il momento in cui cominciano. Non accade lentamente, ma da un secondo all'altro. Lei è seduta sul letto nella sua camera a vedere la televisione, e si alza per andare a cambiare canale. I vecchi apparecchi non erano dotati di telecomando. Si piega in avanti, e da questo momento in poi un forte dolore le attraversa la spalla sinistra.

Quel dolore non cesserà più. In questo momento sembra che il tumore, che si nasconde sotto l'ingrossamento, abbia raggiunto una grandezza tale da premere su un nervo. Ma poiché è stato un movimento brusco a causare il dolore Franziska pensa di essersi procurata una distorsione della spalla.

«Per cambiare canale!» si rimprovera da sola. «Proprio una prestazione da record!»

Con la diagnosi fai da te della «distorsione», ritorna dal medico numero uno, che continua a non preoccuparsi dell'ingrossamento ancora presente e che concorda con l'ipotesi di Franziska. Le prescrive una pomata da applicare due volte al giorno. I dolori però non migliorano perché il tumore non si spaventa certo di una pomata per le distorsioni muscolari.

A novembre è consumata dai dolori e si reca in un ospedale –

non perché glielo abbia consigliato un medico ma grazie al suggerimento di mia madre – dove richiede una radiografia e una visita.

Dall'espressione sul viso del radiologo capisce subito che qualcosa non va. Poi le viene comunicata la diagnosi: «Linfoma di Hodgkin, secondo stadio».

«Linfo *cosa*?» chiede.

«Lei ha un cancro» risponde il medico.

## 2

Già prima di Natale, Franziska si sottopone al primo ciclo di chemioterapia. Adesso non c'è tempo da perdere. Il tumore che ha causato l'ingrossamento al collo è solo la punta dell'iceberg; tutto il collo è circondato da masse tumorali distribuite più in profondità sotto la pelle, e ce ne sono tante anche sui polmoni. Il secondo stadio è peggio del primo ma, considerando il fatto che la malattia si sviluppa in quattro stadi, Franziska si trova ancora nella metà migliore. E allora comincia lo strazio che rivivrà di nuovo diciotto anni più tardi: veleno e radiazioni, nausea e vomito continui. Assoluta inappetenza, difficoltà di deglutizione, dolori addominali, persistente sensazione di intorpidimento delle braccia e delle gambe. E, forse perché adesso è più giovane e robusta, oltre ad avere una prognosi migliore, affronta tutto questo in modo meno pesante che in seguito durante la seconda malattia. Non avendo la sfera di cristallo per vedere nel futuro e non potendo relativizzare la sua situazione in questo momento, pensa di trovarsi nella peggiore condizione possibile: ha ventitré anni, è all'inizio della sua vita e si ritrova d'un tratto in un reparto di oncologia.

Per precauzione si compra una parrucca perché le dicono che le cadranno i capelli, cosa che con grande sorpresa non avviene. I suoi capelli diventano un po' più radi, ma lo si nota solo se la si guarda con molta attenzione. La cosa peggiore è quel che le dicono i medici prima di cominciare la chemioterapia: è molto probabile che non potrà mai avere figli. La milza, l'organo linfatico più grande del corpo, deve essere irradiata in modo massiccio, e queste radiazioni comprometteranno l'intero apparato genitale al punto da causare sterilità. Franziska deve persino firmare un documento che attesta che è stata informata in modo dettagliato. Di tutta la storia, questa è la parte che vive come la batosta peggiore. Ha sempre sognato di avere una famiglia sua con dei bambini, e nel giro di pochi minuti, in uno studio medico d'ospedale, deve dire addio a questo sogno. Non ha scelta. Nel suo caso, la chemioterapia e la radioterapia rappresentano l'unica strada senza alternative.

Impressioni degli otto mesi successivi: di certo non è un bel periodo, ma già all'inizio la prognosi medica appare favorevole. La reazione di Franziska alle terapie è da manuale, le masse tumorali si sciolgono come burro al sole.

Nostra madre viene a Monaco con il cane più grande dei nostri genitori, di cui mio padre, in questi anni non ancora in pensione, non può occuparsi. Stiamo in tre con un cane e due gatti nel piccolo appartamento: è faticoso ma spesso anche divertente.

Quando Franziska si sottopone alla chemio, nostra madre rimane fino a notte fonda accanto al suo letto in ospedale con una ciotola davanti al suo viso; Franziska vomita in continuazione fino allo sfinimento. Condivide la camera con Tina, una ventenne con la leucemia, che non la smette di piangere perché la sua prognosi è molto grave. Le due ragazze vengono sottoposte al proprio ciclo di chemio contemporaneamente, e così anche la madre di Tina le sta vicino con una ciotola. Una realtà angosciante, spaventosa, fuori dal mondo, che Franziska e tutti noi abbiamo imparato a conoscere.

Anche io vado spesso in ospedale, soprattutto per portare a mia sorella pile di lettere, cartoline di pronta guarigione e piccoli doni da parte dei suoi colleghi di redazione e amici. Franziska è molto amata, chiunque la conosca le sta vicino con ansia e grande partecipazione. Ricordo l'interminabile attesa nei lunghi corridoi d'ospedale. L'accompagno a fare le radiografie, il prelievo del sangue e cose del genere. In uno di questi corridoi vedo sempre un uomo che va avanti e indietro molto lentamente; deve avere circa quarant'anni e si appoggia a un deambulatore su cui è fissato un respiratore che gli fornisce ossigeno. Lo si sente rantolare in modo atroce mentre spinge l'attrezzo, e sembra uno scheletro che cammina. Una volta chiedo a un'infermiera cos'ha.

«Cancro ai polmoni» risponde. «Ultimo stadio» e poi aggiunge in tono un po' insolente: «Insomma, ha fumato troppo.»

Quest'uomo ha una tale influenza sulla mia vita che il solo vederlo mi fa subito smettere di fumare quelle poche sigarette che fumavo di tanto in tanto. Non fumo per i dieci anni successivi finché mi trasferisco a Wiesbaden e mi ritrovo in un gruppo di amici, tutti fumatori. Riprendo così a fumare per qualche mese, ma d'un tratto una sera mi ritorna in mente l'uomo dell'ospedale e ricordo quel rantolo tremendo. Spengo la sigaretta ancora quasi intera che ho acceso; questa volta è davvero l'ultima.

È una delle immagini più ricorrenti di quel periodo. Proprio come quella di Tina completamente calva che in lacrime vuol sapere da sua madre perché l'ha messa al mondo e l'ha esposta a un tale strazio. Ricordo il modo in cui ho abbracciato Franziska subito dopo che le era stata comunicata la diagnosi: lei piange, e io le accarezzo i capelli, impotente. Ricordo una donna con cui mi fermo a parlare in ospedale; ha un tumore alle ossa ed è certa che morirà entro i prossimi tre mesi. Mi racconta che si confida spesso con Franziska sulla sua paura di morire.

«Sua sorella sa consolare gli altri in modo incredibile» mi dice. «Una donna così giovane, lei stessa molto malata che ciononostante mi ascolta, mi dice sempre la cosa giusta, è sensibile e mi comprende completamente. Io prego che lei guarisca. Una donna come lei deve vivere, appartiene a quella schiera di persone che rendono il mondo migliore.»

Franziska va avanti per la sua strada con coraggio e decisione, ma talvolta si sente così male che si perde d'animo. Una volta insiste sul fatto di voler trovare un posto dove essere sepolta. Vorrebbe che fosse nel cimitero di legno sul lago di Starnberg. I nostri nonni vivevano lì vicino, conosciamo bene quel posto grazie alle magnifiche vacanze estive che vi trascorrevamo. È nel lago di Starnberg che abbiamo imparato entrambe a nuotare.

«E voglio avere una croce in ferro battuto» dice.

Ventitré anni dopo non potremo esaudire il suo desiderio riguardo il cimitero.

Ma avrà la sua croce in ferro battuto.

Al linfoma di Hodgkin Franziska sopravvive. Durante l'estate del 1989 finisce tutte le terapie. Tina, la sua compagna di stanza, viene dimessa insieme a lei. In seguito Tina cerca di mettersi in contatto qualche volta con Franziska, ma lei non accoglie il desiderio della ragazza di continuare la loro amicizia. Tina vorrebbe sempre parlare del periodo che hanno patito insieme, Franziska invece non vuole neanche nominarlo. Vuole ricominciare a vivere, lasciarsi questo incubo alle spalle, considerarlo solo una parentesi della sua vita che non ha più alcuna importanza. Il giorno in cui viene dimessa, ha ancora un altro colloquio con un medico. Vuole sapere quanto è bassa in realtà la sua possibilità di avere figli.

«Vuole una risposta sincera?» chiede il medico.

«Sì» risponde mia sorella.

«Se lo dimentichi. Dimentichi i bambini. La radioterapia cui è stata sottoposta è stata così forte che, se me lo chiede, i bambini sono assolutamente da escludere.»

Il caso vuole che proprio questo giorno le arrivi una lettera da una delle sue più vecchie amiche dei tempi della scuola elementare. Le comunica la nascita del suo primo figlio. Franziska cerca di mostrarsi tranquilla, ma io capisco che soffre.

Aggiungo che nel frattempo, venticinque anni dopo, ai pazienti che soffrono di linfoma di Hodgkin, prima dell'inizio della terapia viene offerta la possibilità di prelevare ovuli o spermatozoi, e congelarli per poterli eventualmente impiantare in seguito. La possibilità di avere figli in modo naturale dopo le terapie è dunque molto bassa.

Franziska torna al lavoro prima possibile. In realtà sarebbe ancora in malattia, ma vuole sfuggire alla spirale di martellamento psicologico in cui cadrebbe inevitabilmente se rimanesse a casa. Per due volte interrompe un programma di riabilitazione in un centro specializzato.

«Là parlano troppo di cancro» dice. «Non fa per me.»

Dunque di nuovo al lavoro, di nuovo alla normalità. Durante il ricovero non ne vedeva l'ora. Detesta i giorni in cui deve andare a fare le visite di controllo perché rivive tutto. Per fortuna ogni volta ritorna con una buona notizia perché non trovano nulla che possa far pensare a una recidiva.

Nessuno parla di possibili postumi. Pian piano tutti noi cominciamo a sperare di poter chiudere con la faccenda cancro. Naturalmente lo shock ci ha cambiato, in particolare ha cambiato Franziska, ma anche me come sua sorella. Le malattie gravi, anche mortali, ce le aspettiamo dai nonni, e da un momento in poi anche dai genitori. Non sono mai stata intimamente preparata ad affrontare una improvvisa minaccia di morte che colpisse mia sorella di ventitré anni. Il linfoma di Hodgkin è venuto fuori dal nulla, non sapevamo neanche che esistesse. Nessuno di noi. È stato come essere travolti da un nero tsunami devastante, della cui previsione noi non avevamo avuto notizia.

Ci riprendiamo dallo shock solo lentamente.

E diventiamo apprensivi. Timorosi. Per anni andiamo subito in ansia ogni volta che Franziska nota qualcosa di strano dentro o sul suo corpo. Ci agitiamo a ogni visita di controllo. Una volta, dopo quasi un anno dalla fine della terapia, ha un nuovo evento di sudorazione notturna. Un'altra volta dice di aver sentito ingrossata una ghiandola dietro l'orecchio. E subito il panico solo sopito si scatena. Il linfoma di Hodgkin può ricomparire entro i primi cinque anni. Anche in seguito, ma la probabilità diventa man mano più bassa.

Passa molto tempo prima che io possa sedermi di fronte a lei di nuovo senza scrutare con discrezione il suo collo alla ricerca di primi segni di ingrossamenti. Entrambe abbiamo perso una grossa parte di leggerezza e spensieratezza tipici della nostra giovane età.

La vita dopo il linfoma di Hodgkin non è più quella di prima.

## 3

Due medici, ciascuno per conto proprio, non hanno riconosciuto per diversi mesi una malattia tumorale passando da una diagnosi di raffreddore trascurato attraverso quella di problemi psicologici per poi finire con quella di una distorsione muscolare, senza mai avvicinarsi all'effettiva causa dei suoi dolori: in altre parole questa è la prima drammatica esperienza di Franziska con gli errori dei medici.

Che, come si rivelerà presto, non sarà l'unica.

Nel maggio 1990, mia sorella conosce l'uomo che poi diventerà suo marito.

Lo incontra mentre porta il suo Yorkshire Terrier, che da qualche tempo vive con noi, a fare la consueta passeggiata mattutina. Era rimasto solo dopo la morte di una nostra vicina e avrebbe passato la sua vecchiaia in un canile se non si fosse fatta avanti Franziska. Il suo capo le ha concesso di portarlo con sé in redazione. È un cane così vecchio che ormai dorme per la maggior parte del tempo.

Una mattina di maggio, viene d'un tratto attaccato su un prato da un grosso Riesenschnauzer nero. Franziska descrive l'accaduto proprio con la parola «attacco». Il proprietario del Riesenschnauzer la vede diversamente: «Voleva solo giocare!» Un classico. In ogni caso non è successo nulla. Tranne che Franziska e il proprietario del Riesenschnauzer per poco non si accapigliano.

«Un tipo incredibilmente arrogante, presuntuoso» mi racconta stizzita.

Lui racconterà in seguito che, una volta giunto a casa, di lei pensò che era una «papera isterica».

Non proprio un inizio promettente! Eppure qualcosa li attrae. Ciascuno comincia a scoprire le abitudini quotidiane dell'altro e a adeguarvi le proprie col risultato che la passeggiata del cane diventa un appuntamento quasi fisso. Riesenschnauzer e Yorkshire Terrier diventano amici.

E anche padroncino e padroncina.

Entrambi attraversano una fase delicata della propria vita e sono giù di corda. Franziska per la sua malattia da poco superata; Christian perché sta divorziando da sua moglie e soffre per la separazione dai suoi due figli molto piccoli. Di colpo si è ritrovato solo e si sente depresso come sempre accade alla fine di una relazione.

Insieme riacquistano la gioia di vivere che avevano perso. Fanno escursioni in montagna, indugiano la sera nelle birrerie all'aperto, vanno a ballare, parlano per ore. Non fanno programmi per il futuro. Vivono appieno ogni attimo.

In estate Franziska realizza un desiderio che nutriva da tempo: tutta sola se ne va con la sua sgangherata Polo VW da Monaco a Stoccolma per partecipare a un corso di vela tra i fiordi svedesi. Con altri giovani delle nazioni più diverse, e un istruttore di vela che stranamente viene dal Sudan. Tutto il pacchetto è una vera occasione, si può dire che non costi quasi nulla; e agli impianti sanitari sulla nave ci si deve abituare o, meglio: sono praticamente assenti.

«E cosa hai fatto quando dovevi andare in bagno?» chiedo a mia sorella al suo ritorno.

Se la ride. «Ci appendevamo al parapetto di murata. Altri non andavano affatto.»

Neanche un anno fa vomitava per la chemioterapia. È come se fosse rinata. L'ammiro. Per la forza interiore che trasmette. Per la decisione con cui si è ripresa la gioia di vivere. Lo so che spesso ha paura. Ma non le permette di dominarla. Non parla quasi mai della sua malattia: non c'è posto per lei nella sua giornata.

«È tutto passato» dice ogni tanto. «Sono viva!»

La relazione con Christian si fa più seria.

«Almeno non devo preoccuparmi più dei contraccettivi» dice Franziska. «Persino un cancro alle ghiandole linfatiche ha i suoi vantaggi!» Si rifugia spesso nell'ironia, ma in realtà è molto triste.

A novembre avverte dei sintomi che in qualunque altra donna farebbero pensare a una gravidanza. Ma Franziska pensa a qualunque cosa tranne che a quella. Sono io che un giorno le compro un test di gravidanza e la prego di farlo «solo per sicurezza». Rimaniamo entrambe senza parole nel vedere il risultato positivo.

«Non può essere» dice Franziska alla fine. Nonostante tutto, tiene ancora in considerazione quel che le è stato detto dai medici. «Se lo dimentichi», aveva risposto il medico alla sua domanda diretta. «È assolutamente impossibile!»

Fa un secondo test, anche questo positivo. Va dal medico che conferma la gravidanza. Ma ci crede davvero solo quando fa la prima ecografia.

Il momento non è proprio il migliore: Fransiska ha appena rimesso piede al lavoro dopo un lungo periodo di malattia, ha ricevuto nuovi incarichi che la portano spesso all'estero. E il padre del bambino non è ancora divorziato. Ciononostante mia sorella è al settimo cielo. Pensa al bambino nella sua pancia come a un miracolo, il dono più grande.

La sua vittoria definitiva sulla malattia.

Nell'agosto 1991 partorisce un bambino sano, esattamente due anni dopo l'ultima radioterapia.

Dodici anni dopo, nel novembre 2003, ha una bambina.

Il quadretto della bella famigliola con due figli che vive in una bella casetta in campagna con molti animali sarebbe il perfetto happy end in ogni romanzo. *Come ho sconfitto il cancro* sarebbe il titolo e parlerebbe di speranza e felicità.

La vita è un'altra cosa.

# 2007-2008

## Tregua

Gli anni 2007 e 2008 ci lasciano un po' in pace. Non succede niente di peggio, non compaiono nuove masse tumorali e metastasi in nessun organo del corpo. Ma in questo periodo tutti i medici che consulta Franziska non fanno altro che ribadirle che questo stato sorprendentemente positivo è solo la quiete prima della tempesta.

«Un cancro al quarto stadio non può essere sconfitto» le ripetono. «La questione non è *se* ricomparirà, ma *quando* ricomparirà.»

Con questa sentenza poco ottimista, Franziska viene da me a Wiesbaden ogni tre mesi, e io l'accompagno a Magonza per la visita di controllo. La frequenza è così breve nel giro di dodici settimane perché secondo i medici una recidiva può comparire in ogni momento. E, se dovesse succedere, una rapida azione ha un'importanza decisiva.

Già qualche giorno prima della visita abbiamo entrambe i nervi a pezzi, e la mattina della visita ci mettiamo in viaggio in auto per Magonza tesissime e assalite dalla paura. Ogni volta, Franziska mi chiede di non accompagnarla per risparmiarmi questa attesa deprimente, ma io so che l'aiuta la presenza di qualcuno che le parli e la distragga un po'. E comunque la maggior parte delle persone nella grande sala d'attesa dell'ambulatorio di *follow up tumori* nella clinica universitaria è accompagnata. È difficile sopportare questo carico emotivo senza un sostegno.

Grazie alla signora Niebling, la segretaria del professore, che ci segue premurosamente come prima, abbiamo già un preciso programma in tasca, con orari stabiliti per la visita e tutto il resto, e ce la caviamo abbastanza presto. Entrambe sappiamo che per molti pazienti è più pesante perché devono combattere da soli contro la giungla spesso impenetrabile del sistema ospedaliero. Noi siamo privilegiate e ne siamo grate. Solo che questo non cambia la paura dell'esito.

La paura la condividiamo con tutti quelli seduti in attesa.

Si vedono molti visi segnati dalla sofferenza, l'atmosfera di tensione e timore è palpabile. Quelli che sono qui da pazienti hanno vissuto la tortura della chemioterapia e delle operazioni, hanno dovuto ascoltare una diagnosi scioccante e affrontare la relativa minaccia di morte. Ciascuno ha in testa la propria statistica di sopravvivenza. Ciascuno sa che una recidiva cambierebbe questa statistica in modo negativo.

«In genere al primo attacco del cancro si sopravvive» è scritto ovunque sul materiale informativo che nel frattempo ho raccolto a casa mia. «La situazione si fa critica se la malattia si sviluppa una seconda volta.»

Franziska deve fare un prelievo del sangue, una ecografia al fegato, una risonanza magnetica, e poi una TC. Vengono ricercati i marker tumorali, i polmoni vengono analizzati a fondo. Oltre ai polmoni, anche il fegato è un organo in cui spesso si diffondono i tumori dell'intestino, e così anche quello deve ricevere una maggiore attenzione. E poi l'addome è estremamente importante: una recidiva nello stesso punto del primo tumore sarebbe l'inizio della fine, secondo quanto dicono i medici.

Di solito cominciamo alle otto del mattino e finiamo nel primo pomeriggio. I risultati però li abbiamo solo la sera. E fino a quel momento sembra che il tempo si dilati, il pomeriggio diventa lunghissimo, più lungo di quanto ci si immagini. Qualche volta andiamo in una caffetteria. Altre volte giriamo senza meta lì intorno. Se il tempo è bello, indugiamo nel giardino della clinica. Franziska è pallida e silenziosa fino alla fine. Io non sto un attimo ferma e parlo in continuazione. Poi, a un certo punto la sentenza definitiva. E tutte le volte, in questi due anni, il risultato è: esito negativo.

Che vuol dire: niente cancro.

Quando torniamo a Wiesbaden, siamo due persone completamente diverse, che siano buie sere d'inverno, meravigliose sere di primavera, luminose sere d'estate, colorate e ventilate sere d'autunno. La visita di controllo capita in ogni momento dell'anno e con tutte le condizioni atmosferiche. Quando attraversiamo il Reno, Franziska comincia a parlare. A ridere. A raccontare. Si attacca al cellulare e fa sapere a Dio e al mondo, prima di tutto alla famiglia, che le cose sono andate bene. Si lascia andare all'entusiasmo, va quasi in estasi nel vedere il paesaggio, il colore del cielo, il colore del fiume. Trova belle persino le fabbriche ai lati della strada. Lei è salva. Ancora una volta. La paura tornerà a crescere man mano che si avvicina la prossima visita, ma per stasera ce l'ha scritto nero su bianco: «esito negativo».

Io che, invece, per tutto il giorno ho parlato per nervosismo sono talmente sfinita che non dico più una parola.

Ce l'abbiamo fatta, è l'unica cosa cui riesco a pensare. Ancora una volta.

Poi festeggiamo. Andiamo a cena o cuciniamo qualcosa di buono a casa. Beviamo champagne. Accendiamo candele. Nei mesi estivi indugiamo fuori fino a notte fonda, anche se dobbiamo svegliarci presto l'indomani. Franziska è di nuovo quella di sempre: allegra, sorridente, appassionata. Ridiamo molto in queste sere. Ci riprendiamo le risate mancate delle ultime settimane, e ridiamo per quelle a venire.

Perché sappiamo che la paura si insinuerà di nuovo strisciando dentro di noi, e ci paralizzerà.

Come vive una persona la cui salvezza è appesa a un filo ogni tre mesi? Su cui, come una spada di Damocle, incombe la profezia di una recidiva quasi certa?

Alla consapevolezza che il suo quotidiano sia diventato eccezionale, mia sorella reagisce circondandosi di vita. Si vede quanto viva ogni cosa intensamente, anche se questo significa dar fondo alle sue forze. E quanto, più di prima, tenti di salvare la vita, ogni volta che può.

Compra i conigli che sopravvivono a malapena nelle gabbie sovraffollate dei negozi di animali, e dà loro una vita degna di questo nome nel suo giardino. Frequenta un monastero vicino in cui i monaci che ci vivono e lavorano, pur non praticando un allevamento intensivo volto al maltrattamento degli animali, offrono le galline scartate, cioè quelle che non fanno più uova, a persone che possono far fare loro ancora qualcosa. Persone come Franziska.

E al monaco che le consegna sei galline spennate mezze morte chiede se non crede che il buon Dio non sia d'accordo con il modo in cui lui tratta gli animali.

Quello la guarda sbalordito. Nonostante preghi e mediti tutti i giorni, finora non sembra essersi mai spinto fino a tali considerazioni.

Nel giardino di Franziska, le galline si ristabiliscono, razzolano nelle aiuole chiocciando e riprendono a fare le uova.

Compra pecore destinate – vive! – a essere spedite a Beirut in container. Prende con sé il gattino di un contadino prima che possa essere ammazzato. E poiché pensa che stare con gli animali faccia molto bene ai bambini porta regolarmente a fare passeggiate sui suoi pony i bambini dati in affidamento a una famiglia che conosce, rimasti traumatizzati a causa di violenze e abusi subiti in passato. Si scaglia senza sosta contro tutto il dolore del mondo.

«Non strapazzarti troppo» la esorto.

«Io lo so come ci si sente quando si sta male da morire e non si hanno speranze» risponde. «Non posso stare a guardare, ancora più di prima.»

In Internet trova un'associazione chiamata Casa animale che si occupa della sovrappopolazione dei cani randagi negli stati dell'Europa dell'Est, Ungheria in testa, promuovendo programmi di sterilizzazione. Casa animale salva anche i cani destinati a essere soppressi. Franziska legge di come questi animali muoiano nelle loro strette gabbie sotto il sole cocente in estate e di come congelino a causa del freddo gelido in inverno perché non vengono tenuti in cucce adeguate senza neanche di un po' di paglia. A quelli che sopravvivono viene fatta l'iniezione letale, ma non quella che i veterinari fanno da noi. Si tratta di un'iniezione di veleno che porta il cane a una lenta agonia che può durare fino a novanta minuti, e più l'animale è grosso più tempo è necessario perché muoia dopo atroci sofferenze. La funzionalità polmonare si paralizza gradualmente finché sopraggiunge una strisciante, terribile morte per soffocamento. Chiunque abbia visto anche solo una volta una cosa del genere non può fare a meno di sostenere la salvezza di questi animali, a dispetto di tutte le critiche rivolte al trasporto all'estero degli animali in sovrannumero. Casa animale preleva dai canili i cani condannati a morte e, dopo un periodo di quarantena durante il quale vengono loro fatte le varie vaccinazioni, li spedisce in Germania. Il tutto avviene grazie alle donazioni: salvare un cane, spese veterinarie e relative alla quarantena comprese, costa duecentocinquanta euro. Franziska è talmente entusiasta e convinta dell'integrità dell'associazione che ne diventa membro, e in breve tempo una tra le più importanti attiviste. Gestisce il denaro e trova i posti dove ospitare i cani. Soprattutto in quest'ultima cosa è insuperabile. Se un cane è stato minacciato a lungo di morte, non c'è altro da fare che sistemarlo il prima possibile in un canile tedesco, anche se questa non è la soluzione migliore, ma spesso non c'è tempo per le soluzioni migliori. Lei non molla finché i suoi contatti nei canili non cedono e le rispondono di sì. Sì a cani vecchi e quindi difficilmente piazzabili.

«Lei è la donna più rompiscatole che abbia mai conosciuto» le dice, sfinito, il direttore di un canile per essere lasciato in pace.

Franziska lo prende come un complimento. «Nessuno deve rimanere indietro» è il loro motto. Lei si impegna e fa impegnare gli altri, anche i compagni di lotta. Chi la osserva ha l'impressione che sia una donna che mette tutte le sue forze contro il tempo. Nonostante abbia sempre la speranza di essere sfuggita alla malattia, crede comunque che i suoi giorni sulla faccia della terra siano contati. E vuole riempirli con qualcosa di buono, più che può. Andrà avanti fino alla fine. Salverà la vita agli altri, perché lei stessa morirà.

Ogni volta che viene a Magonza per una visita di controllo, andiamo anche dal medico di Francoforte che adesso segue Franziska regolarmente. Lei si fida molto di lui, e poi la sua calma, il suo carattere affabile e il suo ottimismo le fanno bene. Non promette miracoli, ma non pronuncia neanche sentenze. Farà tutto quello che può per far stabilizzare il suo sistema immunitario e per far sì che rimanga stabile a lungo. Ha in cura diversi malati di cancro, anche quelli che secondo la prima prognosi avrebbero già dovuto essere morti. Non lesina sul tempo e spesso la visita dura anche un'ora e mezza. Franziska vuole che l'accompagni anche perché vengono dette tante cose e vuole essere sicura di capire tutto: meglio due teste che una sola, come dice lei. Il medico le ha detto che il cancro è dentro di lei, ma che proverà a evitare che si sviluppi di nuovo.

«Vorrei» dice «che quando accadrà, in un futuro molto lontano, lei muoia *con* il cancro. E non *per* il cancro.»

Dopo queste visite, lei si sente sempre meglio. Talvolta al punto che vuol arrivare fin nel centro della città, passeggiare sul viale Zeil e comprarsi qualcosa di carino. Un paio di scarpe, una borsa, una sciarpa di seta. Cose per cui aveva perso completamente interesse. Io mi godo questi momenti perché mi sembra di essere tornata ai vecchi tempi: andiamo da un negozio all'altro, ci fermiamo in una caffetteria, beviamo un caffè, mangiamo un croissant in mezzo alla gente. Ci fa bene parlare delle vetrine invece che del cancro. È divertente accompagnare Franziska nei negozi e guardare mentre prova vestiti. È sempre molto magra e sta bene con qualunque cosa indossi. A vederla adesso, nessuno immaginerebbe quel che ha passato: è molto bella e giovane, un po' troppo magra, ma questa è una cosa comune a tante ragazze perennemente a dieta ferrea. Le cicatrici – sia quelle sulla pancia e sul petto, sia quelle nell'anima – non le vede nessuno. Franziska ha un bell'aspetto. In questi anni io prego sempre che lei, così come sembra guarita fuori, guarisca pian piano anche dentro.

Oltre al suo lavoro di protezione degli animali, fa di tutto per tenere intatto il suo sistema immunitario. Per i suoi polmoni, il professor Rolle le ha vivamente consigliato l'aria del mare del Nord. E così trascorre due periodi di vacanza, di dieci giorni ciascuno, a Sylt, una volta con il marito, e un'altra volta con il figlio. E lì fa tante, lunghe passeggiate in spiaggia. Poiché uno dei due viaggi è un regalo dei nostri genitori per il suo compleanno, lo fa in febbraio, e per questo si ritrova a dover fare i conti con un clima gelido. Quando, durante il viaggio di ritorno, si ferma due giorni da me a Wiesbaden, sta molto male, ha la tosse, e le viene la febbre. Riesce a tornare sul lago di Ammer, ma poi finisce a letto per una grave polmonite. Per settimane combatte contro la malattia, e si rifiuta testardamente di andare in ospedale. In qualche modo si riprende, ma ha imparato che deve essere più prudente e paziente con il proprio corpo. Pretende troppo da se stessa.

Tutti noi abbiamo ritrovato una certa normalità, ma è comunque una normalità diversa da quella di una volta. Siamo certi che prima o poi ci sarà il secondo round. Io cerco di prepararmi raccogliendo più informazioni possibile. Partecipo spesso come uditrice a conferenza e seminari: a quelli organizzati dalla Deutschen Krebsgesellschaft o dalla Deutschen Krebshilfe, o a quelli che trovo sulle homepage di queste due associazioni. Mi siedo armata di blocchetto e penna e scrivo tutto quel che può interessarci ed esserci utile, sperando solo che così facendo possa fare eventualmente subito la scelta giusta. Mi colpisce che questi eventi siano molto frequentati: spesso devono aggiungere altre sedie o aprire sale chiuse per accogliere tutti. La maggior parte dei partecipanti sono pazienti, lo si capisce dalle domande che pongono ogni volta alla fine della conferenza. Ascolto così tante storie di destini avversi che talvolta mi sento stordita. Non che io avessi mai pensato che Franziska e noi, la sua famiglia, fossimo gli unici ad aver subito un tale terremoto nella vita. Ma stranamente, quando ci si trova davanti alla vita e alla morte, ci si sente sempre soli. Esclusi dal gruppo, che sembra enorme, di persone sane e forti, la cui quotidianità è piena di preoccupazioni che a noi sembrano d'un tratto secondarie: lavoro, relazioni, soldi, figli, scuola. Ci si sente soli perché tutto gira intorno a un tema che, per la maggioranza delle persone – se non sono troppo anziane –, è ancora molto lontano: la morte.

Eppure adesso io mi rendo conto che questa malattia è talmente diffusa da avere assunto una rilevanza sociale. Conosco molte persone che non portano i segni del proprio destino ma che hanno superato grosse difficoltà e vivono, come noi, nella consapevolezza che il cancro è sempre in agguato, pronto a riprendersi il bottino che si è lasciato sfuggire per il momento. Se avessi conosciuto questa stessa gente a una festa, non lo avrei immaginato e forse non lo avrei neanche scoperto. È raro che a un cocktail party davanti a un calice di spumante ci si confidi dicendo che due anni prima si è attraversato l'inferno per un grave tumore e che da allora la vita ha riservato un paio di incubi davvero terribili. Qui invece si chiede direttamente: «Quale cancro ha avuto lei?» E io rispondo che sono una parente alla ricerca di quante più informazioni possibili.

«Allora mi raccomando» mi dice una giovane donna. «Io ero sanissima, poi ho assistito mia madre con un cancro al seno che alla fine è stato curato. Neanche sei mesi dopo, ho avuto lo stesso cancro anch'io. È difficile per i parenti non crollare!»

Io sono decisa a non crollare. E anche a non lasciare crollare mia sorella, per nulla al mondo. Continuo instancabile ad annotare nomi di medici, centri e metodi di terapia. Quando il cancro tornerà, avrò già un piano e buoni contatti per contrastarlo in tutti i modi possibili. Tramite una buona amica, Alida Gundlach, la ex conduttrice del talk show *NDR*, riesco ad avere i nomi di due luminari della Germania del nord. Ha parlato loro del nostro caso. Potremmo rivolgerci anche direttamente a loro, se volessimo altri pareri.

Il giorno X. In caso di recidiva all'intestino.

Perché è da lì che partono tutti, sia i medici di Magonza sia tutti gli altri con cui parlo. È da lì che potrebbe cominciare il prossimo round.

«Il problema è l'addome» mi dice una dottoressa. «È lui quello che dobbiamo tenere d'occhio.»

Alla fine del 2008, sono armata fino ai denti per quel che riguarda una recidiva all'intestino. So esattamente come agire subito in questo caso. Tutto può fare il cancro tranne che sferrare un attacco improvviso.

La nostra difesa è alta.

Penso. Così come penso sempre che basti prepararsi scrupolosamente per avere successo. Che basti avere a disposizione le strategie giuste per dare scacco al destino e prendere il controllo delle cose.

Mi sbaglio di grosso.

Succede tutto il contrario.

E noi siamo assolutamente impreparati.

# Febbraio-giugno 2009

## 1

In realtà il 2009 non avrebbe potuto cominciare meglio. A febbraio, mia sorella viene per la consueta visita di controllo trimestrale e il risultato dice che è tutto a posto. E non solo: le viene comunicato che d'ora in poi si può rischiare di allungare un po' i tempi tra una visita di controllo e l'altra. In futuro avranno luogo ogni sei mesi.

La nostra reazione è innanzitutto di entusiasmo perché per la prima volta i medici dimostrano un certo ottimismo. Finora ci hanno fatto credere di dover fare i conti con una recidiva praticamente in ogni momento. Adesso sembra invece che la probabilità non sia più così alta.

«Forse ce la faccio» dice Franziska. «Forse vedrò crescere mia figlia.»

È al settimo cielo. E lo siamo anche noi. Nella gioia generale quasi non ci rendiamo conto che Franziska ogni tanto lamenta una strana stanchezza e debolezza, e dice che, quando esce in bicicletta, va a cavallo o a spasso con i suoi cani, deve fermarsi sempre più spesso. Perché ha il fiato corto. Come se la sua forma fisica ristabilita dopo la chemioterapia di tre anni prima d'un tratto cedesse.

Ma siccome ha appena fatto la visita di controllo non ci preoccupiamo più di tanto. A gennaio ha avuto una forte bronchite, e così crediamo che non si sia ancora ripresa del tutto.

Ad aprile io e Klaus andiamo nel Galles per dodici giorni. Lì lui ha un amico che ha un cantiere navale nella Cardigan Bay. Io sfrutto questo periodo di vacanza per fare ricerche per un nuovo libro.

Nonostante la pioggia copiosa, è uno dei nostri viaggi più belli. Ancora oggi ricordo la sensazione di leggerezza di questi giorni, l'incantevole albergo a Newport in cui alloggiamo, e le mie lunghe passeggiate solitarie lungo la costa durante le quali spero sempre di avvistare balene nel mare, ma purtroppo non capita mai. Ho innumerevoli fotografie del Galles che ritraggono me e Klaus con un sorriso a trentadue denti sotto la pioggia battente, infagottati nelle nostre giacche a vento e con i cappucci calati sul viso fin quasi sopra il naso. Siamo entrambi così perdutamente innamorati della Gran Bretagna che lì ci sentiamo rinascere sempre, anche con il clima più brutto. Di nostra figlia e dei nostri animali si sta occupando mia madre a casa, e così per una volta abbiamo davvero tutto il tempo per noi. Già questo accade di rado nella nostra vita. In più per la prima volta da tanto tempo non avverto più la pressione costante della paura e della preoccupazione, ma mi sento piena di speranza e ottimismo. A posteriori, questi dodici giorni mi sembrano il primo bel periodo spensierato dopo anni di paura e avvilimento.

Purtroppo sarà anche l'ultimo.

Il 2009 sferra l'attacco che sconfiggerà definitivamente Franziska.

Il periodo fortunato in cui crediamo di trovarci finisce a maggio. Il 20 maggio muore la mia Bianca, un pastore tedesco nero, che avevo preso a Berlino due anni prima. Bianca, che a dieci anni si era ammalata di diabete diventando completamente cieca, era stata lasciata al canile dai suoi vecchi padroni e sarebbe morta di dolore e disperazione. Me ne aveva parlato una mia amica che faceva volontariato nel grande canile, e così decisi di prendere con me questa meravigliosa creatura molto particolare. Imparai persino a farle l'iniezione di insulina due volte al giorno e adattai il nostro giardino a un animale cieco con recinti e barriere in modo che non cadesse o non si ferisse.

Bianca segue ogni mio passo, e si accucciola accanto alla mia scrivania mentre lavoro. È vecchia e malata, ma stabile. La sera del 19 maggio, le viene di colpo la febbre alta e riesco a portarla dal veterinario prima che chiuda. Auscultando, il dottore stabilisce una bronchite e le prescrive antibiotici. L'indomani mattina non riesce a respirare bene e non reagisce più. Torniamo dal veterinario, e questa volta le viene fatta una radiografia. La guardo con il dottore ed è chiarissimo: tutto il polmone è invaso da masse tumorali. Conosco bene questa immagine! Ancora cancro, ancora ai polmoni. Il filo rosso della mia vita.

Bianca viene subito soppressa perché la sua insufficienza respiratoria non può più essere alleviata e una delle masse tumorali minaccia di esplodere comportando un'atroce morte per soffocamento. Muore tra le mie braccia.

Io sono assolutamente stordita. Non avevo ancora mai perso un cane in modo così improvviso, senza nessuna preparazione psicologica. Come se non bastasse l'indomani devo partire per Amburgo insieme a mia figlia per andare a fare visita ai nostri amici per questo lungo fine settimana dell'Ascensione. Ancora una volta decido di andarci comunque solo per non deludere nessuno. Mi sento male e molto triste, e mi pesa dover fare finta di niente. In certe situazioni, io preferisco stare da sola. Vorrei pensare a Bianca, riguardare sue fotografie, piangere. Solo per me.

Ma non posso. Tuttavia, pur sapendo che preferirei starmene da sola con il mio dolore, penso che potrebbe farmi bene anche esattamente il contrario: uscire e distrarmi. Tutto il viaggio si rivela più bello del previsto. Trascorriamo il sabato a Travemünde, affittiamo le tipiche sedie da spiaggia a baldacchino, e i bambini fanno il bagno nel mare del Nord. Il clima è meravigliosamente estivo. Altri amici si uniscono a noi, e la sera facciamo il barbecue in giardino.

A un certo punto sgattaiolo nella mia stanza e telefono a mia sorella. Sono circa le nove e mezza di sera, la chiamo sempre a quest'ora. Non mi aspetto di sentire niente di particolare. Ma risponde Christian che mi dice che non può passarmela: non sta molto bene, dice. Ha dei forti crampi alla pancia, e lui teme che possa trattarsi di nuovo di un blocco intestinale.

Io emetto un gemito. Non tanto perché sono preoccupata per il blocco intestinale che si può risolvere in modo relativamente semplice. Ma perché ogni contatto di mia sorella con i medici comporta dei rischi.

«Dille di non andare fuori di testa se qualcuno scopre nuove metastasi» supplico mio cognato. «Ci siamo passati così tante volte. È meglio non dargli ascolto.»

Quando metto giù il telefono, mi sento abbattuta. Anche perché di riflesso nella mia testa riprende il tormento dei cattivi pensieri: e se non fosse un blocco intestinale? E se fosse qualcosa di peggio?

Il giorno dopo, domenica, per tutto il viaggio di ritorno in treno cerco di raggiungere mia sorella al cellulare. Ma non risponde mai nessuno. Così chiamo mia madre, ma anche lei non sa niente. Solo quando arrivo di nuovo a Wiesbaden riesco a parlare con mio cognato. Franziska è stata ricoverata in ospedale, dice, i suoi dolori erano diventati insopportabili.

«Ma cos'ha?» chiedo subito.

«Non sono sicuri. Forse blocco intestinale, forse qualcos'altro. Stanno facendo delle analisi.» E poi dice che questa volta l'ha portata in un'altra clinica.

«In modo da non arrivare di nuovo a una carcinosi peritoneale» aggiunge.

Ancora una volta non possiamo fare altro che aspettare. È grazie a situazioni come questa se nel corso di tutti e sei questi anni mi è spuntata una quantità di capelli bianchi (nel vero senso della parola!) e il mio sistema nervoso è diventato fragile e labile al massimo. La costante consapevolezza della minaccia di un pericolo ci ha sfiniti tutti. E l'attesa. Questa attesa davanti a un telefono nella speranza che alla fine squilli, e al tempo stesso nella paura di quell'esatto momento.

A sera, finalmente, Franziska telefona. Grazie a Dio non sembra stare tanto male. Ha preso dei farmaci e non ha più dolori, dice. Ma per i medici di questo ospedale il suo caso è delicato. In nottata sarà trasferita con un'ambulanza a Magonza dove è stata operata, e dove dunque in un certo senso conoscono bene le sue condizioni.

Io non so cosa pensare. Da un lato ho piena fiducia nei medici di Magonza e non si può negare che in effetti lì conoscano molto bene Franziska e la sua storia.

Dall'altro, possibile che un semplice blocco intestinale causato da tessuto cicatriziale implichi tutto questo? Dovrebbero sapere come intervenire in un caso del genere. Perché questo precipitoso trasferimento in una clinica a quattrocento chilometri di distanza? Che abbiano scoperto qualcosa di sospetto?

Tengo per me le mie preoccupazioni.

«Domattina presto vengo a Magonza» prometto a mia sorella.

In seguito Franziska descrive il trasferimento notturno come un'esperienza piuttosto sgradevole. I due autisti vengono chiamati mentre stanno partecipando a una grigliata in campagna: sono reperibili ma pensano di poter essere di ritorno al massimo in un'oretta. Uno di loro lascia persino una salsiccia arrostita appena addentata per finire di mangiarla più tardi. Rimangono di stucco quando viene comunicato loro che devono andare e tornare da Magonza. Per tutto il viaggio di andata, lungo quattro ore, si lamentano e imprecano per l'ingiustizia e per il fatto che proprio quella sera l'incarico sia toccato a loro. Non si preoccupano affatto che Franziska ascolti le loro imprecazioni e i loro lamenti, e che naturalmente si senta sempre più a disagio poiché è colei che ha messo in moto il tutto. Lei fa sapere loro che le dispiace molto aver causato tali problemi e che comunque non ha chiesto lei di essere spostata.

«Ma loro non volevano sentire ragioni» racconta Franziska in seguito. «Alla fine ho dovuto scusarmi io, ma neanche quello è servito. Quello della salsiccia continuava a lamentarsi tanto da far pensare che per lui non poterla mangiare significava morire.»

Una volta giunta a Magonza, il medico di turno constata che si tratta di un blocco intestinale. Le fanno bere un mezzo di contrasto. Fino all'indomani mattina è tutto a posto.

«Potevamo risparmiarci tutto questo» concludiamo entrambe quando arrivo.

I medici trattengono Franziska in ospedale fino al giorno seguente per tenerla sotto osservazione e le consigliano di non ritornare subito in Baviera ma di restare vicino a Magonza per il resto della settimana. Non è escluso un altro blocco, nel qual caso si devono fare analisi più approfondite per trovare un modo per evitare che accada ancora in futuro.

Questa preoccupazione si rivela tuttavia infondata: in realtà questo è l'ultimo evento di questo tipo e non si ripeterà mai più.

Martedì vado a prendere Franziska. Rimarrà a casa mia a Wiesbaden, e poi tornerà a casa col treno nel fine settimana. Mentre ci dirigiamo verso il parcheggio, noto che si muove più lentamente del solito e che si deve fermare spesso per riprendere fiato.

«Cosa c'è?» chiedo.

Lei stessa sembra sconcertata. «Non so... mi manca l'aria. Nel letto non me ne ero accorta, ma ora che cammino mi sento male.»

Mi viene in mente che negli ultimi mesi ha detto molto spesso di non riuscire a respirare bene. «Anche le altre volte è stato così?»

«Non mi era mai capitato in modo così forte» risponde.

Andiamo a casa. Nel pomeriggio Franziska vuole andare a fare una passeggiata. Io l'accompagno ma non ci allontaniamo molto. Dopo circa duecento metri giriamo e torniamo indietro piano piano. Franziska respira con molta fatica.

«Domani andrà meglio» le dico per confortarla.

Il giorno dopo non va meglio, e neanche quello dopo ancora. Al contrario, va peggio. Le nostre passeggiate diventano sempre più brevi. La mattina di venerdì non riusciamo neanche a raggiungere la fine della strada.

Franziska comincia a farsi prendere dal panico. E anch'io, ma non devo darlo a vedere.

«Ho di nuovo metastasi ai polmoni» dice. «Ne sono certa. È tutto là, di nuovo.»

«Come è possibile?» chiedo, mascherando la mia tremenda paura. Cerco di aggrapparmi al fatto che a febbraio era tutto a posto. Adesso siamo alla fine di maggio. Le metastasi possono svilupparsi così velocemente?

Una vocina dentro di me mi dice che è possibile. E forse è quello che è successo. Perché quel che sta accadendo a mia sorella non è normale. E non si può più imputare tutto alla bronchite di gennaio.

Il pomeriggio di questo venerdì mia sorella non riesce neanche più a salire i cinque gradini che portano dalla stanza degli ospiti di sotto al piano terra della casa, senza fermarsi a ogni gradino e riprendere fiato. Ha il terrore negli occhi.

Non respirare è peggio di qualunque dolore. Non respirare è puro panico.

Telefona al nostro medico di Francoforte che si dimostra molto preoccupato e le consiglia di andare di corsa in ospedale. Si rifiuta per due ore. Poi, a sera, sta talmente male che mi chiede di portarla a Magonza.

Prendo la borsa e le chiavi della macchina, e poi d'un tratto non ce la faccio più. Le forze stanno per abbandonarmi da un momento all'altro. È da giorni che sono in balia di mille paure e ostento calma e ottimismo. A quanto pare non mi sono resa conto di quanto tutto questo mi sia costato molta energia. Le gambe non mi reggono più e sprofondo in una poltrona. Intorno a me sento un tremendo frastuono, la terra ondeggia sotto i piedi.

«Non ce la faccio» mi ripeto con un filo di voce. «Non ce la faccio. Non ce la faccio.»

Non so come, d'un tratto mi accorgo di Klaus al mio fianco, che mi prende le chiavi dalla mano. E poi porta mia sorella alla mia macchina praticamente quasi in braccio. I due partono. Io rimango ancora seduta sulla poltrona incapace di muovermi. Sono in un bagno di sudore e di colpo comincio a battere i denti. Mi rimbomba tutto nelle orecchie. Non so cosa stia accadendo, forse è solo uno scompenso. O forse il principio di un crollo nervoso.

Mi alzo con prudenza quando il telefono squilla. È mia madre. Vuole sapere se ci sono novità. Le dico che Klaus ha appena accompagnato Franziska in ospedale. Piango. Mia madre mi consola. Non riesco a smettere di piangere.

«Questa volta è peggio» ripeto. «Questa volta è molto peggio.»

Appena riaggancio, il telefono squilla di nuovo. Questa volta è Christian. Gli dico quel che è successo.

«Vengo» dice. «Parto immediatamente.»

## 2

Klaus ritorna a casa la sera tardi. Senza Franziska. L'hanno trattenuta.

La dottoressa del pronto soccorso è stata molto gentile, mi racconta. Per prima cosa, l'hanno visitata pensando a un infarto.

Infarto! Io non ci sarei arrivata. E comunque non lo è. Dunque si pensa a una polmonite.

Sono ancora seduta sulla poltrona, tremante e con gli occhi gonfi per le lacrime, ma pian piano ho come la sensazione di risvegliarmi. Nella nostra situazione una polmonite è una diagnosi fantastica.

Christian arriva in nottata. Ha portato con sé la piccola Clara di cinque anni. Johannes è rimasto a casa a occuparsi degli animali.

L'indomani mattina presto telefono a Franziska. Non le dico ancora che suo marito e sua figlia sono qui, sarà una sorpresa. Mia sorella sembra allegra. Fintanto che sta a letto, non le manca l'aria e poi nel frattempo il sospetto di una polmonite si fa più concreto. In confronto a tutte le altre possibilità, questa è davvero la più innocua. Dalle analisi del sangue risulta un valore dell'infiammazione molto alto, che agli occhi di Franziska aumenta la probabilità che si tratti di una polmonite. Martedì subito dopo la Pentecoste, dovrà fare una TC ai polmoni.

In tarda mattinata, partiamo per Magonza. Una volta giunti, ci viene comunicato che Franziska non si trova più al pronto soccorso ma è stata portata nel reparto di ematologia, il che significa leucemia, e questa notizia lascia me e Christian pietrificati per qualche secondo. Per fortuna viene subito fuori che è stata portata lì solo per caso, perché c'era una camera libera mentre il reparto di pneumologia, che si trova subito accanto, era pieno. Franziska verrà quindi comunque seguita dagli pneumologi.

Facciamo entrare prima Clara nella camera e ci fa piacere sentire le urla di gioia di Franziska. Poi entra suo marito e infine entro io. Franziska è assolutamente sorpresa. «E da dove sbucate fuori voi due?»

«Non ce la facevo più» dice Christian. Lo spavento e la nottata in macchina gli si leggono ancora in faccia. Appare stanco e sfinito. «Sembrava tutto così grave. Dovevamo venire da te!»

«E adesso sembra tutto meno grave» dice Franziska. Ha un bell'aspetto. Molto rilassato. Mi meraviglia: quando ha avuto l'ultima grave polmonite, mia sorella stava a letto con la febbre alta e i brividi, aveva tutti i sintomi di una forte influenza. Adesso non sembra stare neanche male. Le manca solo l'aria. Forse ci sono diverse forme di polmonite, penso.

Io mi congedo in modo che possano restare un po' da soli, e per non affollare la piccola stanza. Fuori nel corridoio vedo arrivare gli altri visitatori. Devono indossare camici, guanti e mascherina bianchi prima di poter entrare nelle camere dei parenti il cui sistema immunitario è talmente debole a causa della chemioterapia che ogni germe, ogni batterio potrebbero avere gioco facile con loro. Su alcune porte sono affissi dei cartelli recanti la scritta «Isolamento inverso!» che vietano categoricamente l'accesso. Ripenso a Tina a Monaco, Tina con la leucemia, vent'anni fa. Mi ricordo che anche lei doveva stare sempre in «isolamento inverso» subito dopo un ciclo di chemioterapia. Le difese del corpo sono talmente basse che qualunque contatto con l'esterno deve essere completamente evitato. Solo con un lento miglioramento dei valori del sangue, lo stretto isolamento può essere pian piano allentato.

Sento l'atmosfera opprimente. Già da tempo e troppo spesso sono stata, siamo stati, parte di tutto questo. Questa volta Franziska non fa parte dei casi più gravi, si trova nel reparto di leucemia solo per caso. Ciononostante mi sento angosciata e triste quando lascio l'ospedale. È una magnifica giornata soleggiata di maggio e il passaggio da tutto il dolore nell'ospedale al profumo dei fiori e al cielo azzurro è troppo brusco. Il sole, i fiori, l'aria calda non riesco a sentirli, a farli miei. Anche per questo spesso troviamo il mondo così bello, perché non vogliamo vedere, rimuoviamo, tutta la desolazione e la sofferenza che lo abitano. Adesso non ci riesco. Per tutto il tempo vedo solo i visi tesi, completamente stravolti della gente davanti a me, che deve coprirsi dalla testa ai piedi per poter far visita ai propri cari gravemente malati.

Anche se, a quanto sembra, ancora una volta ce la siamo cavata, torno a casa giù di morale.

A sera, Christian, Klaus e io siamo tutti insieme in soggiorno. Clara e mia figlia giocano a spruzzarsi acqua con la pompa in giardino. Christian ha deciso di tornare a Magonza l'indomani e di rientrare a casa lunedì di Pentecoste. Purtroppo non potrà portare Franziska con sé. È nervoso a causa della TC ai polmoni programmata per martedì.

Ci racconta che nel pomeriggio, siccome c'era bel tempo, voleva uscire nel giardino dell'ospedale con Franziska, ma lei non era riuscita ad arrivare neanche all'ascensore. Aveva respirato con tale fatica che si era dovuta fermare e alla fine era dovuta ritornare in camera.

«Speriamo che sia davvero una polmonite» dice in tono preoccupato. «È tutto così diverso dall'ultima volta.»

Esattamente le stesse cose che avevo pensato io la mattina.
«Forse ci sono diversi tipi di polmonite» dico io anche adesso.
Nessuno sembra davvero convinto. È strano come le circostanze siano cambiate: finora quasi ogni volta che Franziska è dovuta andare in ospedale abbiamo ricevuto diagnosi catastrofiche, noi ci siamo subito disperati e abbiamo sempre sperato che risultassero sbagliate. Questa volta, le cose non sembrano tanto gravi ma noi temiamo che i dottori si sbaglino di nuovo e che tutto si riveli molto peggio di quel che dicono. È come se le montagne russe che portano su e giù il nostro animo da tre anni ormai ci abbiano reso pian piano nevrotici. E paranoici.
Questa sera spero quanto meno che le nostre brutte sensazioni dipendano solo dal fatto che abbiamo i nervi a pezzi e si rivelino completamente sbagliate.

Martedì viene eseguita una TC. Ma viene fuori che i medici non sono tutti d'accordo sull'interpretazione di quel che vedono. Franziska deve rimanere in clinica. Il suo valore dell'infiammazione è 110 milligrammi/litro, dunque è molto alto. La faccenda comincia ad andare per le lunghe. Mia madre parte per il lago di Ammer perché Christian non può prendere le ferie, e i bambini e gli animali sono di nuovo scoperti. Io e mio padre manteniamo la posizione a Magonza, e stiamo tutto il giorno con Franziska.
Nel frattempo ho sviluppato degli stati d'ansia, che mi tolgono il sonno la notte.
Si direbbe «polmonite». Ma c'è qualcosa che non quadra. Perché studiano la radiografia tutti i giorni e non sanno ancora come interpretarla? Una volta riesco a parlare con un medico, che mi dice che vuole sottoporla al professore, che però tornerà dalle ferie solo la settimana prossima.
«Ma dov'è il problema» lo incalzo.
«Non c'è un vero problema» minimizza il medico. «Ma lei lo sa, i polmoni di sua sorella sono molto cicatrizzati. A causa della radioterapia per l'Hodgkin a suo tempo, e per le due operazioni ai polmoni di due anni fa. Non è facile trarre delle conclusioni.»
Io insisto. «Qualcosa fa pensare a nuove metastasi?»
«No, assolutamente no.»

«Davvero?»

«Nessuna nuova metastasi» conferma lui. «In ogni caso secondo quanto ne sappiamo adesso.»

«Perché il valore dell'infiammazione rimane sempre così alto?» voglio sapere.

Il medico ammette che anche lui ne è sorpreso. «Con le alte dosi di antibiotici che prende... è molto strano.»

«Allora cosa potrebbe indicare?»

«Aspettiamo il professore» risponde lui, adesso un po' irritato. Faccio troppe domande, e lui o non sa come rispondere o non vuole rispondere. E nessuna delle due possibilità è capace di calmarmi adesso.

Ci evitano, ce ne accorgiamo entrambe, io e Franziska.

C'è qualcosa dietro. Il nostro sollievo iniziale dovuto alla polmonite è svanito da tempo.

Abbiamo paura. E aspettiamo.

## 3

Giugno si mantiene caldo ed estivo. Adesso, io e mio padre ci alterniamo a stare con mia sorella in ospedale dal pomeriggio a sera. Spesso mi porto il lavoro con me. Sto leggendo le bozze appena arrivate del mio romanzo *Nobody*, che uscirà in autunno. Devo anche scrivere il risvolto e la quarta di copertina, la sera trascrivo tutto al computer e invio il lavoro via email a Monaco. La maggior parte della mia vita quotidiana si è trasferita a Magonza nel reparto leucemia della clinica universitaria. Per fortuna Klaus mi sostiene, va a prendere nostra figlia a scuola e la porta con sé in ufficio. Torna a casa prima del solito, porta fuori i cani e dà loro da mangiare. Li porta dal veterinario, va al supermercato e taglia il prato. E, quel che è più importante, la sera, quando torno da Magonza sempre più psicologicamente abbattuta, mi abbraccia. Mi ascolta, mi conforta e mi rassicura. Quando mi sono ripresa un po' telefono a mia madre che mantiene ancora la posizione sul lago di Ammer e le faccio il resoconto della giornata. Lei è molto preoccupata, vorrebbe stare più vicino a noi, ma non può lasciare la casa di Franziska.

«L'aiuti di più assicurandoti che tutto lì a casa vada bene» le dico. «Così non deve preoccuparsi sempre anche della sua famiglia.»

A posteriori i giorni si confondono. Oggi non saprei dire con esattezza quando successe. Mi ricordo solo che era un martedì. Ho finito di leggere e correggere le bozze e le ho riposte nella borsa. Io e Franziska abbiamo fatto il solito giro del corridoio, andata e ritorno due volte. Lei respira a fatica. Adesso è di nuovo nel letto e il suo viso sta pian piano riacquistando un po' di colore. Io sono seduta su una sedia direttamente di fronte a lei. Fuori, per la prima volta da molto tempo, i caldi raggi del sole estivo sono stati ingoiati dalle nuvole. In radio hanno annunciato forti temporali.

Bussano alla porta. Entra un medico.

E io so subito che porta cattive notizie.

Deve avere una quarantina d'anni, sembra molto simpatico ma al contempo mortificato. A quanto pare appartiene a quei medici che soffrono per il dolore dei pazienti e che non sono ancora capaci di trincerarsi dietro la durezza o il cinismo professionali. E che forse – speriamo – non ci riusciranno mai. So che molti medici si sono occupati delle radiografie dei polmoni di Franziska, e capisco subito che hanno estratto a sorte chi dovesse andare da Franziska per darle il risultato delle analisi. E questo è stato il fortunato volontario.

È assurdo. Forse, il suo capo ha semplicemente detto: «Lo farà lei!»

«Va bene se resto?» chiedo.

«Certo. Certo» risponde subito. Ho l'impressione che mi avrebbe trattenuta se avessi tentato di uscire. È contentissimo che io rimanga. La mia presenza garantisce che qualcuno si occuperà della paziente quando lui avrà detto quel che deve.

Franziska si mette seduta dritta nel letto. Quel po' di colore è di nuovo scomparso dalle sue guance. È bianca come la neve, gli occhi spalancati.

«Allora?» chiede.

Lui si schiarisce la voce. «Si tratta della sua TC ai polmoni» dice.

Lo guardiamo con impazienza.

«Dunque... lei è stata qui a febbraio per la sua ultima visita di controllo.»

«Ed era tutto a posto» dice Franziska in tono implorante.

«Sì. Era tutto a posto.» Fa una breve pausa. «La situazione è cambiata» dice in seguito.

«Cambiata?»

«Il tessuto cicatriziale è aumentato. Dopo che, a quanto pare, questo aspetto è stato trascurato per anni. Da febbraio è cresciuto chiaramente.»

«Le cicatrici delle operazioni alle metastasi?» chiede Franziska.

Lui scuote il capo. «Quello che sta accadendo adesso non ha nulla a che fare con questo tumore più recente, è dovuto al linfoma di Hodgkin.»

Noi sappiamo che i polmoni dove si erano formate parecchie masse tumorali erano stati a suo tempo intensamente sottoposti a radiazioni. Dopo le due operazioni durante l'estate del 2006 e a gennaio 2007, il professor Rolle aveva fatto presente a Franziska che su entrambi i polmoni c'era molto tessuto cicatriziale come residuo dei danni dovuti alle ustioni da radioterapia del 1989. Di certo nulla di buono, ma finora a Franziska non aveva causato disturbi. Non avevamo capito che in quel punto il tessuto cicatriziale avrebbe potuto avere effetti negativi.

«Le cicatrici proliferano» spiega il medico. «E lo fanno a scapito dei tessuti sani dei polmoni. Purtroppo non è un evento insolito vent'anni dopo una terapia per l'Hodgkin.»

Nel frattempo fuori ha cominciato a piovere avvolgendo la stanza nell'oscurità e nel silenzio. È come se nessuno di noi respirasse più.

«Ma è impossibile» dico dopo un po'. «Lei deve respirare.» Come se si trattasse di una questione di buonsenso e si dovesse poter convincere in qualche modo uno dei due polmoni ballerini.

Il medico non replica. La pioggia scroscia più forte, sembra un muro nero che cade dal cielo. In un romanzo non avrei osato descrivere questa scena in questo modo, non avrei mai accompagnato questo terribile momento con una tempesta, immagino quali commenti sarcastici i critici avrebbero saputo confezionare.

Ma alla realtà non importa dei critici. È successo e basta.

Dopo un po', Franziska dice con un filo di voce: «Quindi è la fine».

Il medico fa un cenno impacciato con la mano. Si capisce benissimo che vuole andarsene. «No, no» dice, «non è ancora la fine. Ma... non posso nascondere che lei... sia molto grave.»

«Si può fare qualcosa per impedire alle cicatrici di proliferare?» chiedo io.

«Si potrebbe... rallentarle» risponde esitante.

«Ha senso che io rimanga ancora qui in ospedale?» chiede Franziska direttamente.

«Potremmo fare ancora una biopsia ai polmoni...»

«Per cosa?»

Neanche questo è in grado di spiegare con esattezza. «Non si scoraggi» le dice prima di uscire.

L'atmosfera nella stanza è strana. Questo medico ci ha appena detto qualcosa di terribile e per di più ha lasciato intendere chiaramente che non vede alcun modo per fermare nel tempo la tragedia.

La tragedia vuol dire: sempre più cicatrici, sempre meno tessuto sano dei polmoni.

La tragedia vuol dire: morte per soffocamento.

Ciononostante non perdiamo la testa, né io né Franziska. Piuttosto siamo completamente scioccate. La nostra mente non ha ancora assimilato del tutto la notizia. Siamo lì sedute come le protagoniste di un brutto incubo confuso. Ben consapevoli che non ci sarà alcun risveglio.

«Devi parlare con il dottor K.» dice Franziska. Il dottor K. è il nostro medico di Francoforte. «Lo faresti per me? Fagli un quadro preciso della situazione e chiedigli il suo parere.»

«Lo farò stasera» prometto.

Sappiamo entrambe che nulla ci impedisce di chiamarlo subito. Ma senza dircelo a parole stiamo attuando una strategia che dovrebbe aiutarci a superare le prossime ore. Franziska non telefona direttamente lei al dottor K. perché teme le sue perplessità e il crollo psicologico, che sente già incombente, che ne potrebbe conseguire. Lei vuole che io faccia da filtro. Io, dal canto mio, non lo chiamo dalla camera dell'ospedale perché temo il mio di crollo psicologico e in tale caso avrei bisogno di un po' di tempo per riprendermi prima di comunicare a Franziska il risultato del colloquio.

Ci salutiamo prima del solito e sappiamo entrambe il perché: devo fare quella telefonata al più presto.

Prima di andare via, mi avvicino ancora una volta alla finestra: faccio finta di vedere se ha smesso di piovere. In realtà voglio verificare, senza farmene accorgere, quanto si apre. So che è una finestra con anta a ribalta e adesso mi rendo conto che non si apre in altro modo. Siamo molto in alto qui, sotto di noi c'è un cortile lastricato. Voglio essere sicura che mia sorella non faccia nulla di sconsiderato se dovesse andare d'un tratto nel panico durante la notte.

Sfreccio a casa. Chiamo subito il dottor K. Al momento è impegnato con un paziente, ma mi promette che mi richiamerà il prima possibile. Mi richiama mezz'ora più tardi. Gli racconto tutto. Ma non gli dico solo quel che è successo: lo supplico di aiutarci almeno ogni due frasi.

«Non possiamo lasciare che muoia soffocata!» lo imploro.

Oggi non saprei dire come avremmo fatto tutti questi anni senza il dottor K. Senza la sua pazienza. La sua calma. La sua gentilezza. Senza il modo meraviglioso e pieno di sensibilità con cui era capace di consolare senza mai farci false promesse.

«Stia calma» mi dice, «si possono fare ancora molte cose.»

Lui vuole che Franziska lasci subito la clinica perché stare a lungo a letto, senza movimento, non fa affatto bene ai suoi polmoni. Egli stesso telefonerà l'indomani a Magonza e parlerà con uno dei medici che l'hanno in cura, si farà spiegare bene la situazione e si farà inviare le radiografie. Fissiamo un appuntamento da lui per il venerdì successivo.

«Per prima cosa cercherò di abbassare questo alto valore dell'infiammazione» dice, «e poi vediamo.»

Dopo il colloquio vedo quantomeno un piccolo spiraglio di luce all'orizzonte. Chiamo mia sorella. «Il dottor K. dice che metterà tutto a posto» affermo. Non è esattamente quel che ha detto, ma le darà un po' di speranza. E forse stanotte dormirà.

Io stessa non chiudo occhio. Non solo perché sono sconvolta. Ma anche perché d'un tratto gli occhi cominciano a bruciarmi in modo strano. Stanchezza, spero. Proprio l'indomani infatti ho un incontro con la stampa. Col fotografo. Inutile dire che gli occhi mi servono aperti.

## 4

In occasione dell'uscita di *Nobody*, il *Buchjournal* vuole farmi una lunga intervista, e in più vuole inserire una mia fotografia sulla prima pagina. Ha organizzato il tutto la responsabile dell'ufficio stampa della mia casa editrice. Incontro la giornalista e il fotografo in una locanda nella periferia di Wiesbaden; qui si svolgerà il colloquio e faremo le fotografie. Poiché la rivista viene venduta dalle librerie di tutto il paese, l'appuntamento è molto importante, come mi è già stato detto in anticipo.

E nessuno poteva immaginare che alla fine sarebbe capitato nel momento meno opportuno.

Quando l'indomani mattina dopo la diagnosi catastrofica di Magonza mi guardo allo specchio, mi è chiaro che potrei fare qualunque cosa tranne un servizio fotografico. Il mio aspetto racconta come mi sento, e cioè come un cane bastonato. So che il fotografo porterà una truccatrice e posso solo sperare che questa donna conosca bene il suo mestiere. Oggi per lei io sarò una vera sfida.

Perlomeno, al telefono Franziska sembra star meglio di quanto mi aspettassi. È contenta del fatto che lascerà la clinica e che il dottor K. si occuperà di tutto il resto. Non parliamo dei suoi polmoni. Più tardi penso che quel che ci è stato detto il giorno prima va al di là delle nostre capacità di comprensione. La prognosi di una lenta morte graduale per soffocamento a causa del tessuto cicatriziale che prolifera nei polmoni è troppo terribile per essere vera. Riusciamo a rimuovere almeno un po' la minaccia. È troppo assurdo. Alla fine si rivelerà sbagliata.

Come si dimostrerà, l'atto della rimozione, che compio, si ripercuoterà con forza sul mio corpo. Quando entro nella locanda, sono già tutti là. La giornalista del *Buchjournal*, il fotografo, un assistente del fotografo, la truccatrice, un'assistente della truccatrice. Decidiamo di procedere prima con l'intervista. Poi la truccatrice mi darà una sistemata – non sembra molto convinta del risultato – e nel frattempo i fotografi cercheranno soggetti per gli scatti.

Gli occhi mi bruciano sempre, in particolare il sinistro mi dà molto fastidio. Sento continuamente l'impulso di sfregarlo ma cerco di trattenermi. Un occhio rosso non è certo quel che ci vuole sulla copertina del *Buchjournal.*

Il colloquio procede in modo piacevole. La giornalista si è preparata bene, mi pone delle domande interessanti che vanno al di là del consueto. Potrei essere davvero tranquilla se non fosse per l'occhio che mi sta facendo impazzire. Per di più sento un prurito sempre più insistente sulla bocca. È lo stesso prurito che avevo sentito quando ero nel sud della Francia ai tempi della carcinosi peritoneale. Le mie labbra stanno per gonfiarsi nel bel mezzo di un incontro con un giornale. A quanto pare questo diventerà per sempre il mio modo personale di reagire alle notizie catastrofiche.

A un certo punto non resisto più, e chiedo se è possibile fare una piccola pausa. Nell'anticamera della toilette mi esamino il viso. Adesso gli occhi mi lacrimano tanto. Le mie labbra sono più grosse del normale, ma ancora non sembrano siliconate. Potrei ancora passare per una vamp di mezza età con carnose labbra naturali. È chiaro che dobbiamo far presto. Ancora un'altra ora o due, e di certo la mia casa editrice non mi vorrà più sulla prima pagina del *Buchjournal.*

Quando ritorno al tavolo, informo la giornalista di un «problema allergico ai miei occhi». Lo vede anche lei.

«Rinite allergica» dico. «Dobbiamo fare subito le foto!»

Mentre stiamo finendo con l'intervista, la truccatrice si mette all'opera. La sua si dimostra però una vera e propria fatica di Sisifo: non riesce a usare la matita per gli occhi perché le lacrime lasciano subito delle macchie. Persino il trucco resistente all'acqua non si asciuga velocemente abbastanza da non sbavare. Alla fine, con i nervi a fior di pelle, ci rinuncia.

«Con occhi che lacrimano così tanto non riesco a fare niente» dice, poi fa un passo indietro e mi scruta con un'espressione profondamente irritata. «È possibile che la sua bocca sia più grossa di prima?»

I due fotografi vengono chiamati alla riunione di emergenza. Io sono al centro e intorno a me ci sono cinque persone che mi fissano increduli e affascinati a un tempo.

«Così non possiamo fare fotografie» sentenzia alla fine il fotografo capo. «È assolutamente inutile.»

«Allora preferirei andare a casa» dico.

Si dimostrano tutti comprensivi.

«Almeno abbiamo registrato l'intervista» dice la signora del *Buchjournal*. Ci congediamo con la promessa che fisserò un altro appuntamento con i fotografi dopo qualche giorno. Tuttavia non succederà perché gli occhi mi daranno fastidio per un bel po' di tempo. E alla fine useranno vecchie fotografie.

Inizialmente affronto il problema come al mio solito, e cioè evito di andare dal medico. Nella mia borsetta trovo ancora le compresse di cortisone francesi. Non le avevo finite tutte, sono vecchie di due anni e mezzo ma spero che facciano ancora effetto. Le prendo e in realtà fino a sera riesco a fermare il gonfiore del viso e a tornare più o meno alla normalità. Durante la notte però gli occhi cominciano a secernere pus, d'un tratto non ci vedo più e vado nel panico. Mi faccio portare in una clinica oculistica di Wiesbaden da un'ambulanza. È circa l'una quando arriviamo lì. È sorprendente quanta gente venga portata di notte nelle cliniche oculistiche, e io che avevo pensato di essere l'unica. Stanno già trattando una persona e una giovane donna sta aspettando il suo turno. Io mi siedo accanto a lei. Tiene premuto un panno contro un occhio mentre mi racconta che oggi è il suo primo anniversario di matrimonio. A mezzanotte suo marito ha aperto una bottiglia di champagne, per farle una sorpresa, e il tappo le è finito nell'occhio.

«L'occhio deve avere un aspetto orribile» dice e rimuove per un attimo il panno.

In effetti è piuttosto bruttino, ma il mio lo batte senza problemi.

Mi tolgo gli occhiali da sole. La donna rimane senza fiato. «Dio mio! Crede che resterà cieca?»

«Spero di no» rispondo.

Non resterò cieca. Ma l'occhio continuerà a darmi fastidio per tutta la settimana. Una cosa è sempre più chiara: mia sorella è gravemente malata, ma noi altri intorno a lei stiamo per cadere in ginocchio da un momento all'altro.

Gli appuntamenti con i giornali sono cancellati fino a data da destinarsi.

Nelle successive due settimane, io e Franziska andiamo quasi ogni giorno dal dottor K. a Francoforte. Il suo studio si trova vicino al vecchio teatro dell'Opera e nel parcheggio del teatro trovo sempre un posteggio. Da lì allo studio ci sono circa duecento metri, una distanza che normalmente non sarebbe degna di nota. Ma che invece per noi in questi primi giorni diventa un vero problema perché Franziska già dopo qualche passo comincia a respirare con affanno e non ce la fa ad andare avanti. Così calcoliamo che ci occorre un po' più di tempo e ci trasciniamo a passo di lumaca attraverso la piazza dell'Opera. Ci fermiamo – riprendiamo fiato – ci riposiamo – e facciamo altri due passi. Quindi ci fermiamo di nuovo. Infine raggiungiamo una piccola caffetteria dove, ormai è diventata un'abitudine, ci sediamo e ordiniamo qualcosa, sempre la stessa cosa, una Coca-Cola per Franziska e un croissant per me. Lei mangia sempre meno volentieri mentre la mia si sta trasformando pian piano in una fame nervosa. Ormai i camerieri, non appena ci vedono entrare, ci portano la nostra solita ordinazione senza neanche più chiedere. Dopo questa prolungata interruzione, affrontiamo la seconda metà del tragitto. Franziska è praticamente sfinita quando alla fine raggiungiamo la porta d'ingresso. Poi c'è ancora una scala, senza ascensore. Franziska si ferma a ogni gradino per riprendere fiato. Per arrivare dall'Opera allo studio ci occorre quasi lo stesso tempo che ci vuole per arrivare da Wiesbaden a Francoforte.

Io so che l'omeopatia è una scienza molto controversa – per quanto possa essere riconosciuta come tale – e ne so talmente poco che non saprei argomentare a favore o contro. Posso solo raccontare la mia esperienza: con i suoi farmaci omeopatici il dottor K. riesce a far abbassare l'alto valore dell'infiammazione nel corpo di mia sorella, che gli antibiotici (e per quanto mi ricordi anche il cortisone) non erano stati capaci di far abbassare per settimane, prima della metà e poi ad abbassarlo al punto da rimanere leggermente superiore al limite e quindi a mantenerlo in un range accettabile. Inoltre la respirazione diventa più facile. Nel giro di circa una settimana il miglioramento è evidente. Franziska riesce di nuovo a salire le scale di casa nostra senza doversi appoggiare al mancorrente, riusciamo di nuovo a fare le nostre passeggiate fino alla fine della strada e anche oltre. Qualche volta raggiungiamo lo studio senza sosta nella caffetteria, o potremmo farlo. Ma poiché nel frattempo è diventata un'abitudine ci fermiamo comunque.

Non che Franziska abbia ritrovato la sua forma di prima. La respirazione rimane comunque un problema; un giorno va meglio, un altro giorno va peggio. Lei ha sempre la sensazione di ricevere meno ossigeno di quanto ne avrebbe bisogno. Ma la crisi acuta per adesso sembra scongiurata. Franziska torna a casa molte settimane dopo essersene andata a causa di un blocco intestinale una domenica pomeriggio. Porta con sé una fibrosi polmonare, qualcosa cui nessuno di noi avrebbe pensato. È molto debole: scale, salite, percorsi lunghi per lei rappresentano una difficoltà. Ma ha voglia di vivere. Per adesso. Non possiamo considerare chiusa la questione, ma abbiamo la sensazione che ci sia stata donata – letteralmente – una tregua.

Nel complesso la situazione è più grave: d'ora in poi su di noi non incombe solo il cancro con la sua seconda chance, ma anche le cicatrici sui polmoni possono crescere all'improvviso in ogni momento.

«Vedremo chi vincerà» dice Franziska quando si sente sarcastica, ma io so che ha tanta paura, «se mi fa fuori prima il cancro o la fibrosi!»

In realtà lei ha un presentimento. Non me ne parla, ma una sera, dopo che me ne sono andata a letto, mentre indugia ancora un po' da sola con Klaus, gli confida di essere sicura di una cosa che poi si avvererà: il cancro all'intestino non tornerà. Ma le cicatrici sui polmoni, quelle sono la sua condanna a morte.

Ne è assolutamente convinta.

«Adesso si tratta solo di guadagnare tempo. Voglio che mia figlia abbia un chiaro ricordo di me quando non ci sarò più. Ogni anno di vita guadagnato, ogni mese saranno un pezzo dei suoi ricordi. Adesso ha cinque anni. Vorrei che porti dentro di sé un'immagine di me. E ricordi la mia voce.»

Ne è talmente sicura che non rispetta neanche più le date dei suoi controlli per il cancro con la stessa puntualità di prima. Può lasciar passare fino a otto mesi senza che si agiti. E ha ragione: il cancro non si farà vivo fino alla fine. Né all'intestino né ai polmoni né da nessun'altra parte. Il cancro, che secondo le prime prognosi avrebbe dovuto ucciderla nel giro di quattro mesi, che secondo le diagnosi successive le avrebbe regalato al massimo due anni, che secondo le statistiche le avrebbe concesso appena una possibilità di raggiungere cinque anni, questo cancro non si risveglierà più per sei anni.

Non sappiamo se lo avrebbe fatto dopo.

Ci sarà un'altra parentesi cancro, ma non avrà nulla a che fare con il tumore all'intestino.

Senza sapere la causa, registro io peraltro il primo segno di questa parentesi il giorno della partenza di Franziska per tornare in Baviera. Un piccolo punto aperto in suppurazione sul suo viso vicino al naso. Grande al massimo quanto la testa di uno spillo.

«Ti sei graffiata» le dico.

Anche Franziska ha notato la piccola ferita.

«Non me ne sono accorta» dice. «Non so cosa sia.»

Non ne parliamo più.

Abbiamo altre preoccupazioni ben più gravi di un graffio sul viso.

Sta per uscire il nuovo libro e in questo periodo ho diversi appuntamenti con la stampa. Di solito li evito, a dire poco. Ma nel frattempo mi fa assolutamente comodo qualunque cosa mi faccia distrarre; tento di sfruttare ogni occasione per pensare almeno per qualche ora a qualcosa che non siano cancro e fibrosi polmonare. I giornalisti se ne accorgono, e anche la mia produttività nel complesso è molto aumentata. Nella primavera del 2008 è uscito *L'ultima traccia* e in pochissimo tempo ha venduto più di un milione e mezzo di copie. Adesso sta per uscire *Nobody* e promette di diventare un altro grande successo; infatti alla fine anche questo libro venderà più di un milione di copie. È un paradosso: da un lato sto attraversando una lunga crisi sempre più difficile e per l'esaurimento psicologico alle volte al mattino non so dove andare a prendere le forze per affrontare un'altra giornata, e dall'altro sono produttiva e ho successo nel lavoro come non mi era mai capitato prima. Sono lieta del successo ma me lo gusterei di più se non vivessi nella costante paura della prossima disgrazia. Lo vivo piuttosto come un sollievo: se non altro non devo preoccuparmi di questo ambito della mia vita.

«Lei sta scrivendo più di prima» osserva una giornalista alla fiera del libro, e io rispondo qualcosa come: il mio lavoro mi diverte molto.

La verità invece sarebbe: scrivo come una dannata per distrarmi. Da troppo tempo ormai la mia giornata è caratterizzata sostanzialmente da tumori, metastasi e cicatrici che proliferano, ho trascorso più tempo nei reparti di oncologia che altrove, e impazzirei se non potessi immergermi in mondi totalmente diversi. Scrivere richiede la massima concentrazione e rappresenta quindi la mia unica possibilità per fuggire dalla realtà.

La realtà a settembre è questa: Franziska non respira bene e nel frattempo si preoccupa per la ferita sul viso che non guarisce. In un testo di medicina ha trovato un'immagine che disgraziatamente corrisponde alla sua piccola ferita e che viene descritta come un cancro della pelle molto aggressivo. Consulta un dermatologo che le preleva subito un campione di tessuto e lo manda in laboratorio. Il giorno in cui deve arrivare il risultato io mi trovo a Monaco, nell'hotel Bayerischer Hof insieme a un produttore cinematografico e diversi redattori di un'emittente televisiva. Si tratta dell'adattamento cinematografico di *L'ultima traccia*. Io sono nervosissima, e ho pregato Franziska di farmi sapere subito qualcosa. Per precauzione, ho le compresse di cortisone nella borsa. Da quella volta con il *Buchjournal*, a tutti gli appuntamenti importanti vado sempre preparata a qualunque possibile attacco allergico.

Non trattengo quasi neanche una parola, devo fare uno sforzo immane per concentrarmi. Poi a un certo punto il mio cellulare emette un bip. Un messaggio. Chiedo scusa. «Mi dispiace, ma devo leggerlo subito. Per favore, un attimo.»

È di mia sorella: «Benigno! Probabilmente una verruca ☺».

Potrei toccare il cielo con un dito, per quanto mi sento il cuore sollevato. In un attimo sono sveglissima e interessatissima al progetto.

Anche questa volta è andata bene, penso.

In concomitanza con la fiera, a ottobre, ho un sacco di impegni. Vado in auto a Erfurt da *Fröhlich Lesen* e in aereo a Berlino da *Thadeusz*. Mentre mi trovo nell'aeroporto di Tegel, dopo la registrazione dell'intervista con Jörg Thadeusz, ricevo un altro messaggio di Franziska. «Oggi sono stata da un altro dermatologo perché questa cosa non guarisce. Pensa che sia cancro. Un'altra biopsia, dobbiamo aspettare.»

Sono molto spaventata, ma le scrivo un messaggio per rassicurarla: «Dall'ultima biopsia non è risultato nulla, e sarà così anche con questa. Non è niente!»

Se solo fossi davvero tranquilla come do a vedere. Perché fare un'altra biopsia? Perché questo stupido puntino non guarisce?

L'indomani Franziska ha un altro appuntamento con il dermatologo e forse avrà già il risultato. Nello stesso momento, io ho un'intervista radiofonica live alla radio assiana. Così mi reco in auto dall'emittente di Francoforte. Mi ricordo benissimo di questo giorno perché per la prima volta sono sul punto di lasciare lo studio nel bel mezzo della trasmissione per la rabbia.

In realtà senza un vero motivo. Ma durante i sei anni e anche dopo mi succede qualcosa di molto curioso: mentre la mia testa pensa che ormai nulla potrebbe farmi innervosire o irritare, semplicemente perché per quello che succede nella mia famiglia nient'altro ha più significato e mi interessa davvero, un'altra parte di me – i miei nervi, la mia anima – reagisce esattamente al contrario: divento sempre più sensibile. Scoppio in lacrime per un nonnulla, qualunque sguardo di traverso, qualunque stupida osservazione, la più piccola allusione mi danno sui nervi al punto che potrei scatenarci sopra una guerra.

Nel caso della radio assiana si tratta di una domanda della conduttrice.

«Lei vive in una torre d'avorio?» vuol sapere d'un tratto.

Oggi, anni più tardi, penso che la domanda fosse solo innanzitutto semplicemente inopportuna. Forse una provocazione per aggiungere un po' di sale all'intervista. Non penso neppure che lei fosse in malafede: sono già stata attaccata in modo più brusco da altri giornalisti. E in questo caso non si può parlare neanche di «attacco».

Tuttavia, nella situazione delicata in cui mi trovo, questa domanda mi colpisce come un proiettile in pieno petto. Torre d'avorio? Questa donna, che mi siede di fronte al suo microfono, non può assolutamente immaginare, neanche lontanamente, come sia la mia «torre d'avorio»! La paura costante da quasi quattro anni! L'attesa infinita di risultati, diagnosi! Il confronto sempre nuovo con malattie terribili! Cosa ne sa lei di cosa significa dover vedere soffrire da anni una persona che ami con tutta te stessa? Ha un'idea dell'impotenza, della disperazione che sembrano schiacciare ogni speranza?

Probabilmente sono ingiusta con lei. Forse lo sa bene, forse ha vissuto qualcosa di simile. Dopo tutto io non so niente della sua vita, proprio come lei della mia.

Solo che io non faccio queste domande. E non le farei neanche se fossi una giornalista. Perché avrei timore di fare una grossa gaffe. Il fatto di sapere poco delle persone mi farebbe agire sempre in modo molto prudente. Probabilmente sarei una pessima giornalista.

So che sarebbe eccessivo, ma vorrei tanto alzarmi e andarmene. Senza una spiegazione. Così, di punto in bianco.

Per fortuna però la mia mente funziona ancora, anche se offuscata dalla collera.

«Come mai pensa una cosa del genere?» le chiedo.

Lei argomenta il suo sospetto. «Perché lei appare molto di rado nei talk show.»

Rimango di nuovo senza parole per qualche secondo. Lo pensa sul serio? Chi non frequenta i talk show deve vivere per forza in una torre d'avorio? Trovo questa conclusione piuttosto ardita. Ma è proprio quello che vuole dire...

«Tra i talk show e una torre d'avorio» comincio col dire «c'è qualcosa che occupa molto spazio: la vita.»

Lei annuisce. È d'accordo con me.

«E proprio come la vita di tutti gli altri» aggiungo «anche la mia è fatta in gran parte di fasi tutt'altro che idilliache.»

«Può essere più concreta?»

«No» rispondo. Io e Franziska abbiamo deciso che nessuno deve sapere della sua malattia.

Alla fine ci congediamo in modo piuttosto freddo e distaccato. Non appena entro in auto nel parcheggio, provo subito a telefonare a mia sorella. Non riesco a mettermi in contatto con lei né al cellulare né a casa. Così telefono ai miei genitori e mi risponde mio padre. Già dal modo in cui risponde capisco che è successo qualcosa. Mi dice che Franziska ha avuto l'esito della biopsia: cancro della pelle molto grave. Deve essere subito operata. Nessuno sa dire al momento se e quanto si sia diffuso.

Rimango seduta in auto nel vasto parcheggio davanti alla radio assiana almeno per mezz'ora, lo sguardo fisso agli alberi, tentando di calmarmi per poter affrontare il viaggio di ritorno. Ricordo che Franziska mi aveva detto una volta tempo prima: «Non vivrò. Ci sono altri piani su di me».

Le avevo risposto con impeto: «Non ci sono altri piani. Certo che vivrai. Per motivi che non riesco a comprendere qualcuno getta sul tuo cammino massi che sembrano insormontabili, ma una cosa dovresti vederla anche tu: riesci a superarli comunque. Hai sconfitto un cancro considerato incurabile da tutti. Dovrai combattere con tutte le tue forze, ma alla fine vincerai! »

Ora, in questo giorno, lo sconforto si insinua nel mio corpo come un veleno capace di paralizzare. All'improvviso penso che Franziska abbia ragione: non vivrà. Non appena il cancro è sotto controllo, viene fuori una fibrosi polmonare. Non appena l'abbiamo più o meno in pugno, viene fuori un cancro della pelle. Cos'altro accadrà?

Mia sorella mi sembra un animale continuamente braccato dalla morte. Lei corre, corre e, appena ha guadagnato un po' di terreno, ecco che dal sottobosco spunta un altro cacciatore pronto a puntare la sua preda. Non ha via di scampo. Da ormai quattro anni combatte quasi senza tregua una furiosa battaglia. I suoi nemici sono sempre di più, sono sempre più forti e senza scrupoli. E le sue forze diminuiscono.

Le forze di tutti noi si indeboliscono. È anche per questo che riesco oltremodo a capire quanto deve sentirsi disperata e stanca: perché condivido la sua disperazione e la sua stanchezza. Perché io stessa perdo pian piano la speranza di riuscire a reagire subito alla prossima minaccia. Noi tutti e Franziska abbiamo bisogno urgente di una pausa per riprendere fiato.

Ma ho già il presentimento che il destino non ce la concederà.

Procediamo come al solito. Già due giorni dopo la diagnosi Franziska va in ospedale. Mia madre si reca sul lago di Ammer per occuparsi di bambini e animali. Mio padre, che dal 1996 è in pensione, ma che con tutti i suoi settantotto anni lavora ancora nella redazione di una rivista giuridica specializzata, lascia questa attività in modo da essere a disposizione per qualunque evenienza. Abbiamo la sensazione che il cappio si stringa sempre di più e sempre con maggiore velocità. Uniamo le nostre forze.

Franziska supera bene l'intervento. Il cancro, per quanto fosse visibile, non c'è più. Peraltro, come affermano tutte le analisi, non c'entra nulla con il cancro all'intestino ma si è sviluppato in modo del tutto autonomo. D'ora in poi, Franziska dovrà sottoporre costantemente il suo corpo a controlli per eventuali nuove masse tumorali. Una volta, nell'estate del 2010, verrà fuori qualcosa di sospetto, ma poi si dimostrerà di natura benigna. Ma questo fa parte degli effetti collaterali di un cancro: spuntano sempre cose sospette: quelle che una persona sana non registrerebbe mai e che in larga parte non noterebbe neanche perché non si sottopone a continue radiografie o risonanze. Ogni volta che in questi anni Franziska si sottopone a un esame del genere, compaiono ombre, ispessimenti, cose strane che dopo ore o giorni in cui rimaniamo con il fiato sospeso si rivelano innocue. Fa parte degli effetti collaterali più crudeli di questa malattia: pian piano si perde fiducia nel proprio corpo, ogni formicolio nel punto sbagliato, ogni mal di testa troppo insistente, ogni cambiamento della pelle fanno subito lampeggiare tutte le spie. Dato che siamo addestrati a scoprire una nuova massa tumorale prima possibile, il nostro corpo diventa un sorvegliato speciale, lo scrutiamo con sospetto, siamo alla continua ricerca di anomalie che normalmente non degneremmo neanche di un'occhiata.

Molti pazienti di cancro raccontano di soffrire per il modo in cui la malattia ha influenzato la loro vita.

Tuttavia, nonostante tutto nei successivi due anni, nel nostro caso, non sarà tanto del cancro che ci preoccuperemo.

Ma delle cicatrici sui polmoni che nel 2010 riprenderanno a crescere.

A un certo punto il cancro slitterà in secondo piano perché saremo completamente assorbiti dal problema delle cicatrici sui polmoni di Franziska. Non ne avremo proprio più le forze. Talvolta mi chiedo se sia stato per questo che il cancro è morto di fame e non si è più fatto vivo: perché non gli abbiamo quasi più prestato attenzione.

# 2010

## 1

Nel 2010 sono diventata una persona che tiene completamente per sé tutto quel che fa parte della propria quotidianità. Nessuno della cerchia dei miei amici e conoscenti sa della fibrosi polmonare e, per quanto possa ricordare, neanche del cancro della pelle.

Siamo nel quinto anno della malattia e ho imparato una cosa: fra amici non c'è nulla che deprima di più gli animi dell'argomento cancro. E lo stesso vale per l'argomento fibrosi polmonare come conseguenza di un trattamento per il cancro. Chi fra i miei amici vuole sentire ancora qualcosa a riguardo? Di cosa dovrei parlare quando alle feste della mia casa editrice mi ritrovo in mezzo a tante persone chiassose che conosco da decenni, con cui lavoro a stretto contatto, di cui mi fido completamente e di cui so anche che non possono aiutarmi, che a un certo punto cominceranno a confortarmi, e che al massimo reagiranno con un silenzio contrito a quel che ho da dire?

Sono partecipi. Tutti quelli che conosco. Non capita mai che non mi si chieda: «Come sta tua sorella?»

E non è una domanda di cortesia. Sono davvero interessati.

E io cosa dovrei rispondere? «Mia sorella sta peggio ogni giorno che passa. Riceve sempre meno ossigeno e sembra che nessuno sappia come intervenire. La capacità dei polmoni si riduce sempre di più. A causa della sua difficoltà respiratoria, mia sorella non riesce più a fare novantanove delle cento cose che vorrebbe fare volentieri o che *dovrebbe* fare per la sua famiglia, i suoi animali, la sua casa.

Siamo disorientati, disperati. La vediamo soffocare lentamente e nessuno ci aiuta. Ah, e in più i medici tengono sempre presente l'eventualità di una recidiva del tumore all'intestino. Di nuove metastasi. E che il cancro della pelle si diffonda.»

A questo punto, cosa dovrebbero dirmi?

Come oserebbero continuare a divertirsi, ridere, stare allegri per il resto della serata?

Ebbene, mi sono abituata a dare sempre la stessa risposta. Un'autentica bugia. «Piuttosto bene, grazie.»

Ma, in tutta franchezza, tengo per me la verità non solo per rispetto degli altri e per non rovinar loro la festa. Non parlo delle ultime scoperte anche perché temo il loro sguardo spaventato, impotente, terrorizzato. È come se tutto il mio tormento per quel che sto vivendo lo avessi stipato in un pilone di cemento e facessi tutto quel che posso affinché rimanesse là dentro, perché credo che andrei fuori di senno se permettessi ai miei veri sentimenti di scoppiare e di impadronirsi di me. Vedere riflesso il mio terrore nello sguardo terrorizzato degli altri sarebbe probabilmente la temuta goccia che fa traboccare il vaso. Quando avevamo a che fare solo con il cancro – e già allora baravo perché non avevo detto neanche ai miei amici più stretti che si trattava di un cancro al quarto stadio che non lasciava speranze – potevo comunque sempre contare su qualche parola di conforto. Tutti conoscevano qualcuno che aveva sconfitto il cancro per sempre, e che era diventato stravecchio in piena salute. Allora le notizie positive mi davano forza e riuscivo piuttosto bene a non pensare al fatto che il mio interlocutore conosceva il nostro caso solo a metà.

Ora non si tratta più di dire le cose a metà. La fibrosi polmonare è la fibrosi polmonare. Basta fare una ricerca in Google. E nessuno è più in grado di trovare anche una sola parola di conforto.

## 2

Ciononostante qualcosa funziona ancora nel 2010. A giugno nostra madre compie settantacinque anni e Franziska viene con tutta la sua famiglia a Wiesbaden per festeggiare insieme. Si comporta come fosse la più grande, porta una montagna di doni, festeggia insieme a noi in apparenza con spensieratezza. Ammiro il suo coraggio. Nonostante l'assordante bomba a orologeria che incombe su di lei, stringe i denti e non si comporta mai come una guastafeste. Rinuncia solo alle passeggiate. Quando cammina, mi dice, va particolarmente male. E quando è completamente immobile va benino perché riceve quasi abbastanza ossigeno. Ma quale donna di quarantacinque anni vorrebbe passare la sua vita seduta o coricata?

Di questa visita ricordo soprattutto un episodio. Una sera, mentre siamo da sole, le chiedo un consiglio per un imminente evento di lavoro, perché non so assolutamente cosa indossare. In passato lei è sempre stata la mia consigliera in fatto di vestiti; da un po' di tempo invece io non oso più chiederle niente perché penso che cose del genere le sembrino, nella sua condizione, banali e futili. E perché non voglio che lei pensi che le cose che sono diventate impossibili per lei facciano ancora parte della mia vita: cerimonie, feste. La vita normale della gente sana. So che soffre dell'emarginazione che la malattia porta con sé e non voglio acuire questa sofferenza.

Eppure questa volta le chiedo consiglio e lei reagisce subito in modo positivo. Provo diversi abbinamenti e le faccio una sorta di sfilata, ma nulla mi sembra andare bene. Forse, semplicemente non sono dell'umore giusto; quello è troppo stretto, quell'altro troppo largo, di questo non mi piace il colore, di quello il taglio, non ho le scarpe da abbinare, non ho la borsa giusta e neanche la testa per continuare questa caccia. Brontolo, mi lamento e il mio malumore aumenta.

«Allora non ci vado e basta! Non ho nulla da mettere» dico arrabbiata.

Franziska siede sulla poltrona e mi sorride. Non sembra né volermi fare la morale né volermi rimproverare né tantomeno voler essere superba. Fa semplicemente un'osservazione.

«Non ti agitare» dice con dolcezza. «Sii felice perché puoi ancora respirare.»

Mi blocco all'istante. E nello stesso istante questa frase si imprime profondamente nella mia anima. Rimarrà dentro di me per sempre, anche dopo la morte di mia sorella, e diventerà il mio mantra nei momenti in cui mi agiterò per futilità. *Sii felice perché puoi ancora respirare.*

È una lezione apparentemente banale della battaglia per la sopravvivenza di mia sorella: niente è ovvio, neanche respirare. In linea di massima lo sappiamo tutti, quindi anch'io. Ma lo capisco, con tutto il cuore, solo da quando ho attraversato l'abisso al fianco di Franziska.

Nel 2010 qualcosa non funziona più. Innanzitutto, per la prima volta da quando è venuta al mondo, Franziska deve separarsi da alcuni dei suoi animali. Non può più pulire le gabbiette dei conigli e il pollaio perché la polvere si deposita sui suoi polmoni causando vere e proprie crisi di soffocamento. I conigli possiamo affidarli ad alcuni miei amici che gestiscono un asilo per animali in Odenwald. I polli li prende un'amica di Franziska con la garanzia di tenerli fino alla loro morte naturale. Deve dare via persino uno dei suoi cani: una giovane cagnolina che aveva portato a casa, gravemente ferita, qualche anno prima da Roma. Ora che è completamente guarita e che scodinzola festosa, Franziska non è più in grado di occuparsene. Non sopporta più di dover sempre elemosinare ad altri di portarla fuori e così decidiamo che la cagnolina verrà da me. Lei mi conosce bene e in questo modo rimane anche in famiglia. La va a prendere Klaus. È un duro momento per Franziska. Perché deve dare via qualcosa che ama. E perché ha la sensazione di perdere sempre più pezzi di vita, sia della sua stessa vita sia della vita che la circonda.

Chi andava da mia sorella in passato veniva sommerso da una vitalità travolgente, e talvolta ne usciva sfinito. I suoi figli e gli amici dei suoi figli popolavano la casa, già sul cancello del giardino si trovavano galline, qualche passo più in là si vedevano saltellare conigli. In mezzo a cani e gatti. Fare un lungo discorso con lei era un'impresa perché succedeva sempre qualcosa: uno dei bambini cadeva e si sbucciava il ginocchio, due galline litigavano, un cane usciva dal cancello. Ed era sempre Franziska che teneva le fila, si preoccupava di tutto e metteva tutto in ordine. Medicava il ginocchio sanguinante, separava le galline starnazzanti, recuperava il cane. Era la vita che amava. Che desiderava.

Adesso c'è sempre più silenzio. Non può più occuparsi di molte cose, neanche più dei cavalli perché il vialetto di prato che porta al paddock ha una piccola salita che Franziska non riesce più a fare. Organizza partecipazioni equestri, cioè fa venire ragazze che oltre a montare a cavallo devono occuparsi di dar loro da mangiare, strigliarli e pulir loro gli zoccoli.

Così deve dire addio a una delle sue più grandi passioni, cavalcare e stare con i cavalli.

«Faccio sempre meno cose» mi dice. «Giorno dopo giorno.»

Come prima cerca di imporre meno divieti possibili ai suoi figli. Da qualche mese Johannes ha una ragazza fissa; Franziska permette che questa ragazza stia a casa loro per settimane anche se le costa molta più fatica dover far finta di stare bene davanti a un'estranea. Mentre Johannes, che da adolescente qual è ha occhi e orecchie solo per il suo grande amore, coglie al volo la possibilità di sfuggire da quell'atmosfera spesso opprimente. Anche Clara continua a portare a casa tutti i suoi amichetti. In effetti, a quanto vedo, Franziska riesce a mantenere un alto livello di normalità nella vita di tutti i giorni per i suoi figli che la ricambiano con la gioia di vivere.

Quel che continua a fare sempre con maggiore impegno è salvare i cani destinati a essere soppressi. Tutto quel che può fare dalla sua scrivania va ancora piuttosto bene, anche se pure le telefonate stanno diventando sempre più faticose perché quando durano troppo a lungo le manca l'aria. Ci sono giorni in cui tra colazione e cena riesce a organizzare in un fine settimana l'espatrio e i posti di accoglienza di almeno venticinque cani destinati a essere soppressi. Lei sa che alla lunga trovar loro un posto in Germania non può essere l'unica soluzione, ma si tratta di situazioni d'emergenza in cui per gli animali in questione ci sono solo due alternative: Germania o morte crudele. Inoltre cerca donazioni per offrire un aiuto sul posto, cosa che in questo caso significa sterilizzare un certo numero di cani randagi secondo le risorse disponibili. Lavora come una forsennata, per gli animali. Ma, come dice lei, anche per se stessa. Per pensare il meno possibile.

«Non posso pensare a quel che accade nel mio corpo. Altrimenti impazzirei. Così preferisco fare qualcosa di utile.»

Nel frattempo anche solo portare un cesto della biancheria dalla cantina al piano di sopra rappresenta un problema quasi insormontabile.

Comprare un paio di scarpe nuove o un cappotto per l'inverno a sua figlia diventa un dramma se i negozi in questione si trovano troppo lontano dal parcheggio più vicino o nel cuore di un'isola pedonale.

Ogni tanto suo marito mi racconta che, quando lui torna a casa la sera, trova ancora le tazze della colazione sul tavolo con il burro ormai sciolto sul piattino.

«Proprio non ce l'ho fatta» dice poi Franziska. Talvolta respira talmente a fatica che rimanda di portare un vassoio da una stanza all'altra al punto che, alla fine, presa dalle altre cose da fare durante la giornata se ne dimentica del tutto. Chissà per quanto riuscirà a occuparsi ancora di casa, figli, animali. Nostra madre va da lei con maggiore frequenza, e rimane lì per settimane. Ma poi giunge sempre il momento in cui Franziska la manda via perché vuole farcela da sola e semplicemente non sopporta più di sentirsi dipendente e debole. Io cerco di convincerla in tutti i modi a trovare una persona per questo periodo, ma questo la farebbe sentire ancora più dipendente, e in effetti non è ancora così. E poi non vuole nessuno che veda quanto sta male. Vive in un piccolo paese e sa quanto si diffondano velocemente i pettegolezzi. Non c'è nulla che odi di più che gli sguardi compassionevoli. Nell'autunno del 2010 si trova in una situazione in cui, con un modesto successo, usa almeno la metà delle sue ultime energie per nascondere agli altri quanto sta male. Vuole ritardare il momento della capitolazione definitiva. È come un lungo cammino irto e faticoso in cui uno vuole togliersi le scarpe e riposarsi un po', ma allo stesso tempo sa che poi non potrà più indossarle di nuovo e continuare. Franziska ha la netta sensazione che non appena smetterà di combattere giorno dopo giorno la sua battaglia, non appena incaricherà qualcun altro di occuparsi di quel che va fatto, non potrà più tornare a fare quelle poche cose che ancora riesce a fare. Sta conducendo da tempo una battaglia in ritirata anche se lei pone l'accento più su «battaglia» che su «ritirata». Vuole rimanere autonoma a ogni costo. Ha sempre combattuto da sola le sue battaglie e questo rende molto difficile adesso dover accettare aiuto anche per le cose più semplici e dover rinunciare alla propria indipendenza.

Noi, la sua famiglia, siamo sempre più impotenti di fronte alla sua malattia, e nel frattempo ci allontaniamo sempre di più anche da lei stessa.

# 3

È proprio a causa di quelle tazze della colazione ancora sul tavolo a sera, di cui mi racconta Christian, che un giorno mi chiedo come vada col cibo per Franziska tra la colazione al mattino alle sei e mezza e un pasto non prima delle sette o le otto di sera quando suo marito torna a casa dal lavoro. Suo figlio si è trasferito in un liceo a tempo pieno e mangia lì a pranzo, e sua figlia, nel frattempo in prima elementare, rimane fino alle quattro di pomeriggio in un centro ricreativo per bambini, una decisione che Franziska ha dovuto prendere a malincuore, ma la piccola Clara superattiva e vivace ha più possibilità di tenersi occupata lì che a casa con una madre che comunque non può fare più niente con lei. Nel centro è previsto anche il pranzo.

Franziska rimane dunque da sola per la maggior parte della giornata ed è responsabile solo di se stessa.

La mia domanda è: perché, se mentre si cucina qualcosa o dopo avere spalmato una fetta di pane, non rimette nel frigorifero almeno il burro?

Ho il sospetto che non faccia pasti più o meno regolari durante la giornata, non entri quasi più né in cucina né in sala da pranzo, e quindi si dimentichi completamente di sparecchiare. Dopo tutto può farlo benissimo, ha campo libero.

Il mio sospetto si rafforza quando a novembre viene a Wiesbaden per sottoporsi a una visita da uno specialista pneumologo che ci era stato consigliato per un'altra cosa. Lo cito solo en passant, davvero solo en passant, perché ci siamo già passati ormai così tante volte. Dunque, questo medico scopre una metastasi sul polmone destro che ci mette subito in uno stato di allarme rosso, ma poi questa presunta metastasi si rivela tessuto cicatriziale molto ispessito. Non che questo sia meglio, ma in questo momento una metastasi sarebbe come la ciliegina sulla torta; ancora una volta avremmo desiderato un medico un po' più scrupoloso con le diagnosi.

La cosa che mi sconvolge di più e che non mi tolgo dalla testa è che, quando rivedo Franziska, mi rendo conto che è molto dimagrita, e dato che era già molto magra questo cambiamento non è di certo un buon segno.

Quando ne parliamo, nega tutto. Non è dimagrita. È tutto come sempre. Anzi, casomai sarebbe persino troppo grassa.

Ho sempre pensato che mia sorella fosse una persona particolarmente ragionevole, realistica. E questo era uno dei motivi per cui potevo parlare con lei in modo costruttivo e di qualunque argomento. Lei ha una chiara visione dei fatti e dice le cose come stanno, anche quando si tratta di verità scomode.

Adesso mi si presenta tanto dimagrita da sembrare trasparente e con un'espressione serissima mi dice che è troppo grassa?

Non capisco se la pensi davvero così, se voglia semplicemente farmi stare zitta o se sia un modo per levarmi di torno. Durante la sua permanenza a Wiesbaden sto molto attenta a quel che mangia e in quale minima quantità: al mattino mezzo toast, a pranzo due o tre forchettate di spaghetti, a cena un pezzettino di pomodoro. Dichiara sempre di essere già troppo sazia, e garantisce che finirà dopo, ma non lo fa mai. Toast lasciati a metà, piatti di pasta che sembrano intatti e resti di pomodoro rimangono da qualche parte a marcire finché qualcuno, per lo più io, li butta per pietà nella pattumiera, a meno che qualcun altro non abbia mangiato quegli avanzi ormai vecchi. Io cerco sempre di parlare con lei di questo strano comportamento, ma lei minimizza subito. Dice che mangia in modo assolutamente normale. E alla fine comincia a reagire in modo aggressivo non appena io pronuncio la parola «cibo» in sua presenza. Devo smetterla di stressarla, e comunque la faccio troppo lunga. A un certo punto mi rendo conto che, se non imparo a tenere la bocca chiusa, finiremo per discutere in modo pesante.

È la stessa Franziska cui un tempo piaceva andare a mangiare fuori? Che si divertiva ad andare nei bei ristoranti?

Per la prima volta in più di quarantacinque anni, ho la sensazione di non conoscerla. Non può davvero credere che si stia comportando bene. Ma non le si può dire nulla. Non mi ascolta più. Ripete in continuazione lo stesso ritornello: non è un problema.

Ma sono i suoi vestiti a tradirla: non le vanno più. I jeans le cadono letteralmente, e può fermarli sulle anche scheletriche solo con cinture cui deve far fare sempre altri buchi. Pensa di comprarne di nuovi, ma non ha il coraggio di entrare nei negozi per paura che le commesse possano guardare nel camerino. È successo una volta e pare che la povera donna si sia terribilmente spaventata nel vedere il suo corpo emaciato.

«Dicono sempre che sono troppo magra» dice Franziska scuotendo il capo.

E se le faccio notare con cautela che, se tutti dicono la stessa cosa, forse qualcosa di vero c'è risponde piccata: no, dicono tutti balle. E, a questo punto, non mi resta che cambiare argomento.

È come la barzelletta dell'autista che sente in radio la notizia che un automobilista sta viaggiando contromano e lui, sorpreso, dichiara: «Uno? Cento!»

È proprio così che vedo Franziska. Un automobilista che viaggia contromano che considera gli altri come tale. Che preferisce pensare che il resto del mondo sia pazzo piuttosto che ammettere che c'è qualcosa che non va in se stesso.

Ma questa non è mia sorella. Non è assolutamente da lei e questo mi dà il tormento.

Parlandone in famiglia, arriviamo alla conclusione che soffra di anoressia ma non sappiamo spiegarci la ragione. Io e i miei genitori ci facciamo mille dolorose telefonate in cui discutiamo di quel che sta succedendo e perché. In un certo senso tutto è cominciato con la chemioterapia durante la primavera del 2006, è da allora che Franziska mangia poco e male ed è da allora che non è più tornata quella di una volta, anche se nel frattempo si era stabilita su un livello accettabile.

Non può più trattarsi di quella nausea.

Ma allora perché? È passato da tempo il periodo in cui una donna non mangia fino a sragionare perché vuole diventare a tutti i costi la prossima Heidi Klum. E non c'entra neanche la vanità, non dà quest'impressione.

Parlo con uno psicologo che considera plausibili due teorie: secondo la prima, mia sorella starebbe pensando al suicidio per anticipare la sua morte per asfissia, e così avrebbe scelto un modo per proteggere i suoi familiari perché non si tratta di togliersi la vita impiccandosi, avvelenandosi, o sparandosi un colpo, ma è un tipo di morte lenta, strisciante e nessuno potrà mai definirlo un vero suicidio.

La seconda teoria sostiene invece che Franziska, probabilmente in modo inconsapevole, starebbe cercando di adattare il suo peso al volume decrescente dei suoi polmoni per ricevere così sempre più ossigeno e rimanere in vita più a lungo. Dunque, contrariamente alla prima teoria, lei non starebbe cercando la morte ma la vita.

La prima teoria potrebbe essere confermata da una cosa che noto io stessa alla fine dell'anno 2010: mia sorella porta sempre con sé un libro preciso, sia quando viene da me sia quando è a casa sua dove lo tiene sul comodino accanto al letto. Si tratta di una biografia di Hannelore Kohl, la moglie dell'ex cancelliere tedesco, scritta da uno dei suoi figli. Lo legge come fosse la Bibbia, e non è difficile capire il perché. Lei si identifica con questa donna che, proprio come lei, alla fine della sua vita è stata costretta a vivere inchiodata a casa per via di una grave e a quanto pare incurabile malattia, svuotando la sua esistenza di quello che la rendeva degna di essere vissuta. È nota la via d'uscita che Hannelore Kohl ha trovato alla fine. Solo a pensare quanto Franziska si sia fissata con la sua storia mi viene l'angoscia.

Franziska vuole morire e, con il suo rifiuto di prendere sul serio la sua condizione, farci capire che non dobbiamo metterle i bastoni tra le ruote?

Per la seconda teoria, e cioè il tentativo di perdere peso in proporzione alla riduzione del volume dei suoi polmoni, parla l'amore profondo con cui mia sorella si aggrappa ai suoi figli. Potrei sbagliarmi, ma penso di non aver ancora conosciuto nessuno che vuole vivere come lei. Nonostante tutto, e forse contro quello che le dice la sua stessa parte più intima, Franziska confida nel miracolo che la salverà.

A dicembre, mia figlia le invia il suo «diario dell'amicizia» da completare. Ai miei tempi avevamo diari su cui gli amici scrivevano dediche e poesie, oggi ci sono i diari dell'amicizia. Non ci sono più massime e detti positivi, decorati con immagini di angioletti paffuti su nuvole brillanti, ma domande a cui le persone, cui si sottopone, devono rispondere: nome, data di nascita, segno zodiacale, colore degli occhi, cibo preferito, abbigliamento preferito, musica preferita. Franziska lo completa per sua nipote. Come «cibo preferito» scrive ovviamente «spaghetti alle vongole», che in realtà non toccherà più. Come «libro preferito» scrive *A voce alta* di Bernhard Schlink, che ha letto cinque o sei volte (e di cui ha visto pure tre volte il film, tanto le è piaciuto). «Cosa odi di più?» «La violenza contro chi non sa difendersi».

L'ultima frase sulla pagina doppia recita: «Il tuo desiderio per il futuro?»

Salute è spesso la risposta oltre a buoni voti, successo a scuola, fortuna.

Mia sorella risponde con una parola sola: «Vivere».

È il suo più grande, il suo unico e più ardente desiderio, ne sono convinta. E posso anche capire che la sua disperazione la faccia andare fuori di testa qualche volta. Alla fine, la mia teoria personale è che il lento dimagrimento di mia sorella sia il risultato di un insieme di fattori: il tentativo di affrontare la mancanza d'aria riducendo peso, il desiderio di sfuggire in qualche modo alla minaccia di una morte per soffocamento, la speranza irrazionale che l'incubo svanirà quando lei stessa «svanirà». Forse a una donna in piena disperazione non si possono associare teorie precise, forse non si può tentare di spiegare in modo tradizionale i meccanismi psicologici più profondi. Gli alti e i bassi della psiche di Franziska non dovrebbero meravigliare nessuno.

L'anno 2011 comincia e noi, oltre al cancro sempre in agguato, e ai polmoni che diventano sempre più piccoli, dobbiamo fare i conti con un altro subdolo nemico: la minaccia che Franziska possa morire di fame.

# Gennaio-maggio 2011

## 1

Diventiamo una famiglia in cui tutto ruota intorno al cibo. Cosa ha mangiato oggi Franziska? diventa l'argomento principale. Continuiamo a combattere come abbiamo sempre fatto, ma sono cambiati i fronti: fino a ieri, noi, la sua famiglia, eravamo tutti uniti insieme a Franziska. Combattevamo con lei.

Adesso combattiamo contro di lei.

Non la lasciamo in pace. Uno di noi le sta sempre addosso. Al telefono o sul posto: mia madre si è trasferita di nuovo in Baviera dove ogni giorno, per settimane, le corre letteralmente dietro con qualcosa da mangiare che lei puntualmente rifiuta. Io chiamo mia sorella tre, quattro o cinque volte al giorno. «Cosa hai mangiato?» «Hai mangiato?» Lei è furiosa. Ma io non mollo.

Nel frattempo continua a perdere sempre più peso. Quando calcolo in Internet il suo BMI inserendo i suoi dati di questo periodo, sullo schermo compare all'istante una frase a lettere cubitali rossa che lampeggia in modo frenetico: «Lei è gravemente sottopeso! Consulti un medico al più presto!»

Franziska non va da nessun medico. Ogni giorno accampa nuove scuse per non mangiare e continua a negare che questa situazione sia diventata un problema.

Le scuse sono: non può mangiare perché non riesce a ingoiare; il suo esofago si è ristretto; non può mangiare perché poi lo stomaco preme sui polmoni e riceve ancora meno ossigeno; non può mangiare perché il cibo si deposita nello stomaco e si blocca in parte nell'ultimo tratto dell'esofago.

«Questo problema non si risolve in famiglia» ci dice il medico. «La paziente deve essere portata subito in ospedale. Deve essere curata da specialisti.»

Ma Franziska non va in ospedale. Né da un medico in un ambulatorio, né tantomeno da uno psicoterapeuta.

Io sono arrabbiatissima con lei. Litighiamo sempre più spesso e in modo sempre più acceso. Alla fine io piango. E anche lei.

«Non capisco perché te la prendi tanto per il cibo» mi dice una volta. «Che io mangi o no, non fa nessuna differenza. Sto morendo soffocata, questa è la cosa più grave. A un certo punto non ci sarà più nessun problema cibo!»

Continua a lamentare una opprimente sensazione di costrizione; come se avesse un filo di acciaio stretto intorno al petto. È una tortura. Ogni singolo respiro è difficilissimo, le sembra di dover lottare contro l'acciaio che le schiaccia i polmoni.

«Adesso i suoi polmoni hanno all'incirca la capacità di quelli di un neonato» le dice un medico, quando lei si rivolge a una clinica pneumologica specializzata. Dunque i suoi polmoni devono lavorare al massimo per fornire ossigeno al corpo di una donna adulta alta un metro e settantatré. E che però si sta avvicinando inesorabilmente a quaranta chilogrammi di peso. Non ha quasi più massa, cui l'ossigeno deve essere trasportato. È pelle e ossa. Il medico non dice una cosa che noi scopriamo in seguito da un suo collega: il muscolo del polmone lavora tantissimo per adempiere al suo compito di mantenere in vita l'intero apparato. È in assoluto sovraccarico e per questo consuma moltissime calorie. Pompa instancabilmente senza sosta e con tale forza che è come se Franziska corresse ventiquattr'ore su ventiquattro senza fermarsi mai neanche una volta. Per questo lei dovrebbe assumere almeno quattro pasti al giorno come una persona normale che naturalmente non corre per tutto il giorno. In questo modo certo non prenderebbe peso, ma almeno lo manterrebbe stabile.

Questo però ci viene detto solo a fine anno. Fino ad allora pensiamo ancora che sarebbe sufficiente se riuscissimo a far assumere a Franziska almeno mille calorie al giorno, che corrisponde all'apporto calorico da fame che le fotomodelle si autoimpongono. Sempre che Franziska sia d'accordo.

Quando ripenso all'ultimo anno di mia sorella, mi viene davanti sempre la stessa scena: io le siedo di fronte a tavola. E la prego, la imploro di mangiare, boccone dopo boccone. Lei ci prova mentre io continuo a implorarla quasi in ginocchio. Il tutto finisce in lacrime e con la frase: «Non ci riesco. Mi manca l'aria».

Quest'ultimo anno diventerà per sempre la mia personale definizione dell'inferno.

È soprattutto il suo di inferno. Lei ha paura di morire, ma ciò che le fa ancora più paura è morire soffocata. Che alla fine significherebbe vivere come un vegetale attaccato a un polmone artificiale. Questo la spaventa al punto che, in un lungo discorso con mia madre, le chiede aiuto nel caso estremo.

«Se le cose peggiorano ancora, devi aiutarmi a mettere la parola fine a tutto questo.»

Mia madre glielo promette, pur non avendo la minima idea di cosa fare in realtà se Franziska le chiedesse di mantenere la promessa.

La nostra lotta continua. A maggio, mia madre viene a sapere da un conoscente di una dottoressa che lavora in un ospedale di Francoforte. Sembra che abbia ottenuto risultati impressionanti nella cura di pazienti con problemi all'esofago. Poiché in questo periodo Franziska dichiara di non riuscire a mangiare perché il suo esofago si è ristretto, mia madre insiste finché lei acconsente a farsi portare da me a Francoforte per andare in questo ospedale.

Il tutto si rivela un'autentica pagliacciata.

La dottoressa M. vuole innanzitutto indagare lo stato e la permeabilità dell'esofago prima con una gastroscopia, e Franziska acconsente a sottoporsi all'esame in uno studio con una prestazione ambulatoriale. Siamo tutti molto agitati, perché se venisse fuori che c'è un restringimento la successiva domanda spontanea sarebbe cosa ha causato questo restringimento. Anche se da qualche mese tutto ruota intorno alla fibrosi polmonare e all'apporto minimo di calorie, abbiamo relegato il cancro, che pure ha dato il via a tutta la tragedia cinque anni fa, a sordo rumore di fondo. All'ultimo controllo era tutto a posto, ma è avvenuto sei mesi fa. E se nel frattempo nell'esofago si fossero formate metastasi?

Inaspettatamente, proprio in questo periodo, per il resto solo più cupo e nefasto, riceviamo dal medico una notizia del tutto positiva. L'esofago è normale e non si è ristretto da nessuna parte. L'accesso allo stomaco è completamente permeabile. E anche lo stomaco stesso è a posto. Non ci sono evidenti motivi fisici per cui Franziska dice di non poter mangiare.

E poi il medico aggiunge: lo stomaco non preme neanche sui polmoni.

Dopo questa diagnosi, Franziska è molto pensierosa. In lacrime ci giura che davvero non riesce a mangiare, ma adesso ammette che forse in realtà il problema sta solo nella sua testa. Telefona alla dottoressa M. a Francoforte per annullare l'appuntamento, ma la dottoressa M. insiste a volerla vedere lo stesso.

Dichiara che ci sono ancora molte altre analisi da fare.

Per non lasciare nulla di intentato, vado a prendere Franziska e la porto a Francoforte. Non capisco cosa voglia ancora accertare questa dottoressa, ma non voglio prendermi la responsabilità di buttare tutto all'aria. Ho la sensazione che tutto questo sia solo una fonte di grande stress per mia sorella, e che alla fine non porterà a un bel niente. Mi domando che ruolo abbia l'assicurazione integrativa privata, perché la dottoressa M. insiste su un ricovero di parecchi giorni. Che non sia il motivo per cui si ostina con noi in questo modo? Poiché le mie sono solo considerazioni di carattere teorico, sto al gioco. Si sta sempre al gioco quando si tratta di malattie gravi.

Per farla breve: alla fine mia sorella rimane in ospedale una settimana senza che succeda nulla. La programmazione nella clinica è talmente confusa che Franziska attende ogni giorno di essere sottoposta a una gastroscopia che però non viene mai eseguita o perché il medico competente non c'è o perché altri pazienti per motivi imperscrutabili hanno lo stesso esame alla stessa ora. Normalmente una cosa del genere significherebbe solo un'irritante perdita di tempo, ma nel nostro caso significa peggiorare la situazione perché per la preparazione all'esame Franziska deve anche digiunare ogni volta, per l'esattezza fino a sera, perché teoricamente l'esame potrebbe essere effettuato fino alle diciotto. Il che sarebbe difficile da sopportare già per una paziente che non ha problemi con l'alimentazione, ma per una donna cui da tempo i medici hanno attestato un allarmante sottopeso tutta la faccenda diventa una minaccia per la vita. E poi, a sera, dopo che è passato un altro giorno senza aver fatto l'esame, a un certo punto le portano una cena in camera composta di prodotti integrali che a quel punto il suo stomaco non tollera più. Lo avevamo già fatto presente all'ospedale, e io lo ripeto ogni giorno. Intervengono anche i miei genitori andando a parlare con la stessa dottoressa M. della questione cibo, ma è inutile. A quanto pare è impossibile comunicare con la cucina. Alla fine porto io stessa ogni sera a Franziska qualcosa da mangiare, ma nel frattempo si è talmente disabituata ad assumere cibo che ha lo stomaco ormai chiuso. Riesce a mandar giù appena un boccone, e di questo se ne rammarica profondamente.

«So che dovrei poter ingoiare» dice, «ma davvero non ci riesco!»

Alla fine, invece di fare gli esami per cui l'avevano fatta ricoverare, le mandano una nutrizionista. Certo, non una cattiva idea, ma in un tale caso limite in cui una paziente deve aspettare ogni giorno dodici ore per avere il suo primo pasto della giornata una nutrizionista non può fare molto comunque. Quando la nutrizionista viene a farle la visita, ci sono anch'io. Non è la migliore rappresentante della sua categoria perché è lampante come lei stessa abbia un problema con l'alimentazione: al contrario di Franziska, è assolutamente sovrappeso. Lei e mia sorella dimagrita fino alle ossa, messe l'una accanto all'altra, sembrano due esseri venuti da due pianeti diversi.

E in più la signora ha un problema con sua madre. Perché io e Franziska siamo così invitanti ai suoi occhi da raccontarci quel che la angustia, non saprei dirlo, ma durante l'ora successiva veniamo a sapere nei minimi dettagli quanto abbia sofferto durante la sua infanzia a causa di sua madre, che adesso ha comunque portato a casa sua per occuparsene, che il suo terapeuta lo considera un errore, e che – secondo lei – cerca inconsciamente qualcuno che la tiranneggi e la controlli perché quello corrisponde al modello di vita che conosce. Non c'è nessun uomo nella sua vita perché non si fida degli uomini. Suo padre ha lasciato la famiglia quando lei aveva quattro anni e, come se non bastasse, il suo terapeuta pensa che inconsciamente lei si dia persino la colpa di questo.

Parla senza fermarsi, non sembra neanche prendere fiato. Quando a un certo punto fa una piccola pausa, mi inserisco velocemente e le espongo il nostro problema. Mi guarda completamente disorientata, come se l'avessi riportata troppo presto nella realtà.

«Già» dice costernata, «dunque consiglio yogurt con miele e fiocchi d'avena. Dovrebbero andar giù facilmente, e avrebbe qualcosa nello stomaco.»

Con queste parole ancora nell'aria, scompare.

«Cosa?» chiede Franziska perplessa.

In ogni caso, troviamo questa scenetta talmente comica che non possiamo fare a meno di riderci su. È un momento che ricordo chiaramente, considerato il periodo così triste e cupo che stavamo attraversando. Anche se la visita di questa donna è stata piuttosto stressante e il consiglio dello yogurt non ha funzionato, è valsa la pena veder ridere Franziska.

Oggi sarei pronta a dare anni della mia vita anche per una sola delle sue gioiose risate.

## 2

A quanto pare in ospedale si può morire di fame senza che nessuno se ne preoccupi. Me ne rendo conto con stupore in questa settimana. Mia madre aveva notato qualcosa di simile a Monaco quando Franziska stava facendo la sua chemioterapia, ma allora aveva pensato fosse una conseguenza dello sciopero dei medici che aveva pesantemente compromesso tutte le prestazioni nella clinica. Questa volta non si possono accampare scuse. Per tutto il giorno Franziska non riceve nulla da mangiare, e la sera il cibo integrale intatto viene ritirato senza fare alcun commento. E nessuno si accorge che io le porto qualcosa. Dunque, le infermiere cosa credono che mangi questa paziente pelle e ossa? O a loro non importa nulla al punto da non soffermarsi neanche un secondo sul problema?

In situazioni come questa, come fanno quelli che non hanno parenti? Che non hanno nessuno che li sostiene da fuori? Come sopravvivono a ricoveri del genere?

Al giovedì di questa settimana, la gastroscopia non è ancora stata eseguita. È prevista per il venerdì alle quindici, ma né io né Franziska crediamo che questa volta sarà quella buona. Deve digiunare di nuovo. E nel frattempo ha perso ancora altri tre chili, come constateremo in seguito a casa. In ospedale a nessuno viene in mente di pesarla.

Ha raggiunto un tale sottopeso che pochi giorni più tardi il nostro medico di Francoforte sarà costretto a implorare letteralmente il suo consenso per farla alimentare in modo artificiale. Nel frattempo i medici e le infermiere della clinica continuano a non accorgersi della situazione.

Le mie e le sue richieste di un'alimentazione leggera al posto dei prodotti integrali rimangono inascoltate, come al solito.

Il venerdì, io sono a casa a lavorare. Verso le undici squilla il telefono. Inizialmente non capisco chi parla, tanto è debole la voce all'altro capo del filo. Dopo un attimo, riconosco Franziska.

«Ti prego, vieni a prendermi» dice con un filo di voce. «O morirò.»

Facendole altre domande viene fuori che, naturalmente, è di nuovo a digiuno, vede nero da un po' e ha la sensazione di svenire da un momento all'altro; nel qual caso non se ne accorgerebbe nessuno nel reparto. Ha chiamato un'infermiera che però senza le istruzioni di un medico non può fare nulla. Per essere più precisi, più che le istruzioni, aspetta che questo medico faccia la sua comparsa da un'ora e mezza. Alla fine Franziska ha chiesto di essere dimessa, ma l'infermiera non può fare neanche questo. Ci vuole un medico. In tutto l'ospedale, sembra impossibile scovarne uno che possa sostituirlo.

Nello stesso istante, sento che gira la testa anche a me, ma per la rabbia. Quello che succede in quella clinica da una settimana è solo da irresponsabili e pian piano me lo posso spiegare solo con il fatto che una paziente con un'assicurazione privata buttata lì in una camera singola per cinque giorni, senza che le venga fatto il minimo trattamento, significa soldi e pure risparmiare sulla sua alimentazione. Tutto per una gastroscopia che è già stata fatta in un ambulatorio, e trascurando tutti gli altri suoi problemi.

«Arrivo subito» le prometto.

Porto anche Klaus con me. Nel caso facciano altre storie per la sua dimissione, lui può presentarsi al reparto come nostro legale.

Quando prendiamo Franziska, si trova in uno stato di debolezza inimmaginabile. Dio solo sa quanto stesse già male quando è entrata nella clinica all'inizio della settimana, ma, in confronto con il mucchietto d'ossa che adesso portiamo, più che accompagniamo, alla macchina, prima era mister muscolo.

Le ho portato della cioccolata e una fetta di pane bianco con un sottile strato di burro. Mentre torniamo a casa li mangia entrambi, molto lentamente perché come sempre ha lo stomaco chiuso. Già con queste poche calorie nel suo corpo, si sente subito meglio e riesce a fare la strada dal nostro garage fin dentro casa con più facilità rispetto a prima, nel tragitto dall'ospedale al parcheggio.

Io non mi do pace: avremmo dovuto sapere che potevamo benissimo risparmiarci tutto questo. Avremmo dovuto darci un taglio già mercoledì, quando per la terza volta l'esame non è stato eseguito. Le malattie gravi hanno un effetto disastroso: ci si sente inferiori. Impotenti. La paura ci porta a non agire in modo decisivo, a peggiorare le cose perché di colpo ce la prendiamo con le persone sbagliate nel posto sbagliato. Avremmo dovuto insistere di più su un altro tipo di alimentazione? Avremmo dovuto scatenare un putiferio quando l'esame di Franziska veniva rimandato all'infinito senza alcuna spiegazione?

Oggi la mia risposta è sì.

Allora io, noi tutti eravamo terrorizzati dal fatto che Franziska, nella sua debole condizione, avrebbe dovuto farne le spese se avessimo puntato i piedi. Si lasciano passare troppe cose, ci si ride persino su nella speranza di ricevere in cambio benevolenza e un trattamento più o meno umano per il proprio caro. Si evita di discutere perché si diventa più attaccabili di quanto ci si potesse immaginare. Una persona che si ama sta morendo soffocata. La terra sotto i piedi trema.

Un anno e mezzo dopo, alla fiera del libro di Francoforte ne parlo con una giornalista. Lei ha vissuto un'esperienza simile, e conferma la trasformazione in una sorta di essere sempre sorridente e devoto che avviene nei parenti di malati gravi. Ma lei ha parlato anche con persone che a un certo punto hanno abbandonato questo modo di fare, non riuscendo più a contenere la rabbia e la collera.

E, con sorpresa: la conclusione per ognuno di loro era che tutto andava subito meglio. Il paziente non veniva trattato peggio, ma meglio. Veniva subito considerato di più. E veniva curato in modo più scrupoloso perché dietro di lui c'era una famiglia che non lasciava passare più nulla.

Io, Franziska, e la nostra famiglia giungiamo troppo tardi a questa conclusione. Per questo voglio parlarne: forse potrà essere d'aiuto a qualcun altro.

# Agosto-dicembre 2011

## 1

Il 2011 è l'anno in cui molto di quello che faccio con mia sorella potrebbe essere definito come «l'ultima volta».

E a un certo punto, nel profondo del mio cuore, ne sono anche consapevole.

Anche se non voglio accettare l'evidenza. Per lo più cerco di non pensarci, e talvolta ci riesco. Perché per me la possibile morte di mia sorella rappresenta ancora la più grande catastrofe immaginabile.

Ad agosto, insieme a tutta la sua famiglia viene ancora una volta in vacanza nel sud della Francia. Fare le vacanze estive insieme è sempre stato difficile per noi, perché entrambe dipendiamo dalle vacanze scolastiche e quelle delle scuole in Assia raramente coincidono con quelle delle scuole in Baviera. Quest'anno però la nostra ultima settimana di vacanza coincide con la prima settimana in Baviera.

Il viaggio da Monaco è troppo lungo e agosto nel mar Mediterraneo è troppo caldo, ma Franziska vuole venire lo stesso. Io temo che per lei sia uno strapazzo, ma, contro ogni buon senso, la incoraggio. Voglio averla con me. So bene che non potremo più farlo.

Le giornate sono soleggiate e senza nuvole, e il mare blu brillante ci accarezza i piedi. I nostri bambini fanno il bagno in piscina dalla mattina alla sera e si allontanano dall'acqua solo per mangiare. Gli uomini vanno insieme in barca a vela. Io e mia sorella passeggiamo nel giardino, molto lentamente, perché il terreno è in pendenza e ci sono diverse salite, e perché i polmoni di Franziska non sono di certo cresciuti. Facciamo il giro della casa due volte al giorno. Di solito occorrerebbero tre minuti.

Noi ci impieghiamo mezz'ora, perché Franziska deve fermarsi quasi a ogni passo per riprendere fiato. Portiamo con noi delle bottiglie d'acqua perché camminiamo a lungo con trentacinque gradi all'ombra. Parliamo di tutto, ma non delle cicatrici sui polmoni e della morte.

Che già ci accompagna: entrambe ne avvertiamo la presenza.

Ho la sensazione che Franziska non sia con me, che la sua mente sia altrove. Lei è dolce, sorridente, ma è come se tra di noi per tutto il tempo fosse sospeso un velo che ci impedisce di stare vicine come prima. Spesso sprofonda in se stessa, e guarda fuori nel vuoto e dentro di sé al contempo.

Nel mio romanzo *Venti di tempesta*, ventitré anni fa, di una donna gravemente malata in attesa di morire, ho scritto quanto segue: «qualcosa era cambiato [...] nell'espressione del suo viso. Sembrava essere sprofondata in se stessa, tendere l'orecchio alla sua intima voce; nel suo sguardo c'era la consapevolezza di chi, essendo vicino alla morte, è capace di guardare in altre dimensioni».

Nell'estate del 2011, penso a questo passaggio ogni volta che vedo Franziska. La sento proprio così: già lontana da me. Come se già stesse varcando una soglia che io ancora non conosco, come se percepisse cose che a me sfuggono. Sembrava avesse già uno sguardo sul mondo e su tutto quel che vi accade, che non ha nulla a che fare con il mio, il nostro, sguardo limitato.

Io sono sempre stata la più grande. Quella che ha sempre preso per prima una strada.

Adesso è diventata lei la più grande, ma non nell'età: lo è diventata per la sua esperienza di vita e la sua sensibilità. E si incamminerà per prima sulla strada che l'attende adesso.

«Questa è stata la mia ultima volta qui» dice a suo marito, quando ripartono.

Lei lo sa, e ha ragione.

È anche l'ultima volta che mi fa gli auguri per il mio compleanno in ottobre. Quest'anno, eccezionalmente, non ho voluto che mi regalasse orecchini, ma una lunga catenina d'argento con un ciondolo. Qualcosa di brillante, tipo bigiotteria, per vivacizzare T-shirt e pullover monotoni. L'ho pregata di ordinarla, e di non preoccuparsi di andare in città, e lei cosa fa? Si trascina da un negozio all'altro. Vuole cercare qualcosa di bello per me, vuole provarlo su se stessa, toccarlo, e non guardarlo soltanto sullo schermo di un computer e comprarlo con un clic. A Franziska è sempre piaciuto fare regali alle persone che la circondano, a suo marito, ai suoi bambini, a me, ai suoi genitori, ai suoi amici. In famiglia, è nota per la cura e l'amore con cui cerca le cose che dovrebbero riempire di gioia le persone che le ricevono. E allo stesso tempo è risaputo che in queste occasioni spende sempre più di quel che ha. Il suo conto è sempre in rosso. Lei dà quel che ha, e lo fa a piene mani.

Ebbene, ricevo una catenina d'argento con un ciondolo rosso. È andata persino in posta e si è messa in coda. È un fatto da ricordare perché per lei una tale impresa non è stata solo fastidiosa e laboriosa, ma per portarla a termine ha dovuto fare appello a tutte le sue energie e a un'estrema disciplina, data la sua limitata capacità di respirare.

Io ne sono molto contenta, non sapendo che questo regalo sarà l'ultimo che ricevo da lei in questa vita. Quando qualche mese dopo me ne rendo conto, la catenina assume un valore di gran lunga superiore a quanto di terreno possiedo. La metto più spesso che posso. Se non si abbina con quello che indosso, la porto con me nella borsa. È l'unica cosa che temo di perdere in modo patologico.

Di pomeriggio ricevo anche un grande mazzo di rose tutte colorate da parte sua. Parliamo a lungo al telefono. Mi augura felicità e successo, e tanta salute. Dall'ardore del suo tono si capisce che le sue non sono parole vuote. È già da un po' che, quando augura la salute agli altri, non lo fa tanto per dire ma sempre dal profondo del cuore. Lei sa che la salute è la base di tutto, che la vita può andare bene solo se c'è quella. E che viceversa non va più bene quando la salute viene a mancare.

«L'anno prossimo» dico, «per il mio compleanno verrai qui e lo festeggeremo insieme.»

Non risponde.

È l'ultima volta che andiamo insieme a Francoforte dal dottor K. alla fine di novembre. L'ultima volta nella piccola caffetteria non lontano dall'antico teatro dell'Opera. Il cameriere porta una Coca-Cola e un croissant. Oggi Franziska sta un po' meglio del solito. Mi racconta della festa di compleanno che ha appena organizzato per la figlia. Clara ha compiuto otto anni e sono venuti dieci amichetti. Una sua amica si è offerta di aiutarla, e ha portato i bambini in un parco dove li ha tenuti d'occhio. Per fortuna, il clima a novembre era mite e soleggiato.

«Grazie al cielo» dice Franziska. «Tutti quei bambini a casa, e io senz'aria. Non credo che sarei sopravvissuta.»

È l'ultimo compleanno che festeggia con sua figlia.

Il giorno in cui siamo a Francoforte fa un freddo invernale. Franziska indossa un cappotto pesante, che nasconde un po' la sua magrezza sconfortante. Come sempre il dottor K. le tira su il morale, e quando ce ne andiamo dallo studio lei si sente psicologicamente meglio. Preferirebbe non tornare ancora a casa ma fare una passeggiata per guardare le vetrine. Raggiungiamo il centro della città in auto e parcheggiamo nella stazione di Konstablerwache.

Ci incamminiamo – come al solito molto lentamente – lungo lo Zeil. Mi accorgo che molti uomini guardano mia sorella sperando che lei ricambi. È una meraviglia, nonostante sia molto malata, è ancora di una bellezza sconvolgente. I suoi lunghi capelli biondi sono mossi dal vento. Con indosso il cappotto, non sembra così magra, ma snella come una giovane donna. Nessuno crederebbe mai che abbia quarantasei anni. Sembra una fragile ragazzina. La sofferenza degli ultimi anni ha reso ancor più fini i lineamenti del suo viso. La sua espressione limpida la fa sembrare ancora così giovane. Ride. Sono così fiera di lei. Fiera di passeggiare per la strada accanto a una donna così bella, fiera del fatto che la bella donna in questione è mia sorella, la mia forte e coraggiosa sorella condannata a morte.

Alla fine compra un foulard. Non lo sappiamo ma questa è anche l'ultima volta che entra in un negozio per comprare qualcosa per sé. In seguito chiederò questo foulard a mio cognato. Si sente ancora un po' del suo profumo. Acqua di Giò di Armani. Lo porterò sempre, e lo laverò solo quando non potrò più evitarlo.

Ultima e-mail che ricevo da parte sua. Lunedì, 5 dicembre. Due giorni prima, il 3 dicembre, è uscito il mio libro *Oltre le apparenze*. Oggi, la notizia è che il romanzo è balzato al primo posto nella classifica dei libri più venduti. Nel primo pomeriggio ricevo i complimenti della mia casa editrice. A sera ricevo l'e-mail dell'amministratore della casa editrice Random House, mio amico da tanto tempo: «Primo posto. Congratulazioni!»

Giro questa e-mail a Franziska, e per scherzare aggiungo: «Che te ne pare?»

Mia sorella risponde all'istante. «Sei un fenomeno!» con circa venti punti esclamativi irrompe a lettere cubitali, in grassetto rosa, sul mio schermo.

Anche di questo mi renderò conto in seguito: ho appena trovato, per l'ultima volta, il suo nome come mittente nella mia posta in arrivo.

## 2

Mercoledì, 7 dicembre. Devo andare a Berlino, la società di produzione che ha realizzato il film del mio romanzo *Nobody* ha programmato un'anteprima per me, la mia editrice e la responsabile dell'ufficio diritti della Random House. Quest'oggi sono molto preoccupata e telefono in continuazione a mia madre: da dieci giorni Franziska ha una brutta bronchite, il colpo di grazia per i suoi polmoni già gravemente danneggiati. Non riesce a espettorare il muco formatosi sui suoi bronchi malati, e in più i polmoni sono già troppo deboli come ci spiega in seguito un medico. Fa sempre più fatica a respirare. E il suo peso è scivolato sotto i quaranta chili, adesso ne pesa trentanove e sette. Il nostro medico di Francoforte le invia un'e-mail in cui insiste, implorandola, affinché alla fine lei dia il suo consenso per l'alimentazione artificiale. Noi tutti cerchiamo di convincerla ad andare in ospedale, per quanto comprendiamo che lei non lo voglia. Già da un po' al solo sentire la parola che inizia con la O va su tutte le furie. Quando oggi le telefono, non ha talmente più forze che medita seriamente di andare in una clinica.

«Probabilmente non mi resta altro da fare» dice con un sospiro. Sembra triste e rassegnata. Lei soffre tantissimo per il fatto di doversi separare dalla sua famiglia, e io posso capirlo. Tuttavia la esorto a non indugiare oltre.

«Forse troveranno presto un modo per aiutarti, e tu potrai tornare subito a casa» le dico.

«Forse» dice, senza troppa convinzione.

In realtà, non rivedrà mai più la sua casa, ma grazie a Dio in questo momento nessuno di noi due lo sa.

Berlino mi distrae un po'. Il film, la gente, le conversazioni con i produttori, il regista non mi lasciano spazio per pensare.

E ancora una volta riesco a nascondere la reale gravità della tragedia che sto vivendo in questo momento. Prima della trasmissione del film, pranzo a lungo da sola con la mia editrice e parliamo soprattutto di Franziska. Le racconto dei suoi problemi con l'alimentazione e della bronchite severa. La mia editrice, pur avendo la sensazione che la situazione sia molto critica in particolare per quel che riguarda il fatto che Franziska è sottopeso, non crede che non ci siano più speranze e mi rincuora con molta convinzione. Mi sembra di essere una persona con una personalità spaccata, perché da un lato mi aggrappo alla sua consolazione raggiungendo così una vera stabilità psicologica, dall'altro la mia coscienza sa bene che non le ho detto come stanno davvero le cose. *I polmoni di mia sorella sono cicatrizzati e si stanno irrigidendo man mano con maggiore velocità, nessuno può far nulla per arrestare questo processo, e noi siamo costretti a guardare impotenti mentre lei riceve sempre meno ossigeno.* Queste parole non le pronuncio. Anche perché so che devo superare le prossime ore in qualche modo. E sono sicura che, se per la prima volta dicessi la verità, potrei non farcela.

La sera andiamo tutti insieme a cena in un allegro locale. Riesco ad assentarmi per qualche minuto, e nell'anticamera della toilette, mentre non c'è nessuno, telefono a Christian. Mi dice che ha dovuto portare Franziska in un ospedale. Alla fine.

L'indomani, prendo l'aereo da Berlino, un po' più tranquilla.

L'ospedale si trova in Baviera e dispone di un reparto di pneumologia. Il primo giorno del ricovero mia sorella si sente talmente meglio che noi tiriamo un sospiro di sollievo. Le vengono somministrati dei forti farmaci che alleviano subito i disturbi della bronchite. E aumenta la sua capacità respiratoria. Può dormire di nuovo, cosa che nelle ultime settimane era diventata impossibile a causa della tosse persistente.

Tuttavia non viene alimentata in modo artificiale. Dopo aver esaminato le immagini della gastroscopia, il medico decide che non c'è motivo per cui Franziska non debba mangiare.

«Per questo, dovrebbe andare in psichiatria» dichiara il medico.

Ma siccome non può andarci perché la sua condizione la costringe a stare nel reparto di pneumologia, a quanto pare la clinica stabilisce che le verrà portato cibo del tutto normale sperando per il meglio. Anche e in particolare nei confronti di una paziente che rifiuta di mangiare, qualunque ne sia la causa, psicologica o no, questa è un'incredibile negligenza, è chiaro a un dilettante figuriamoci a un medico. Non serve a niente mettere semplicemente sotto il naso di un anoressico qualunque quantità di cibo; in genere non si trova in quello stato di estrema magrezza perché a casa non gli davano da mangiare, ma perché dentro di lui c'è un qualche blocco che gli impedisce di assumere cibo. Sembra che nel reparto di pneumologia si preoccupino solo dei polmoni e non si sentano responsabili per nient'altro. Ancora una volta facciamo un'esperienza nuova, che in seguito mi verrà confermata in parecchi discorsi anche da altre persone che ci sono passate: soprattutto nei grandi ospedali, essere ricoverati con più di un problema di salute è decisamente infausto per un paziente. Già con due diverse patologie, nella maggior parte dei casi il coordinamento non funziona.

Mia madre telefona più volte al giorno al medico di Franziska per assicurarsi che abbia la situazione sotto controllo. Quello comincia a risponderle in modo sgarbato e le garantisce ogni volta che va tutto bene. Cureranno prima la bronchite, che è la cosa più urgente.

«Sì, ma riguardo l'alimentazione?» chiede mia madre.

«Sua figlia può mangiare» risponde. «Quello va già bene!»

I resoconti di mio cognato, che va a trovare Franziska tutti i giorni, suonano diversamente.

«Sembra stare sempre peggio. Secondo me non mangia affatto.»

Lui le porta yogurt e budino in piccoli bicchieri. Qualche volta ne mangia un po', e dice che quando mangia respira con più fatica, proprio come prima.

Alla fine della settimana, vado in Baviera. La situazione della famiglia di mia sorella si è di nuovo complicata: così a ridosso di Natale, Christian non può assentarsi dal lavoro ancora più spesso di quanto abbia già fatto, e non c'è nessuno che si occupi di Clara. In estate il fratello maggiore di Clara ha fatto gli esami di maturità e si trova a New York per perfezionare il suo inglese. Il suo corso termina a metà dicembre. Siccome Franziska non vuole che interrompa e rientri in anticipo, bisogna coprire il periodo fino al suo ritorno.

Per la prima volta in sei anni, mia madre non c'è. Questo rafforza le insicurezze di noi tutti, perché finora è stata lei quella che ha fatto funzionare le cose. Ha quasi ottant'anni ormai, ed è chiaro che con la gestione della crisi, i molti viaggi in Baviera, i mesi che ha trascorso con Franziska nei vari ospedali si è molto affaticata. Il suo corpo manda segnali allarmanti: le gira sempre la testa fin quasi a svenire e la pressione arteriosa ha raggiunto valori altissimi e incontrollabili che non possono più essere giustificati. Le tante visite mediche non sortiscono alcun miglioramento perché tutti i dottori le ripetono la stessa cosa: «Lei ha bisogno di riposo. Assoluto riposo».

Ma come può riposarsi quando la sua bambina lotta contro la morte?

Ebbene, poiché non vogliamo un'altra tragedia – un ictus alla mamma – questa volta sul lago di Ammer ci vado io. Si tratta solo di una settimana, fin quando Johannes tornerà da New York.

Quando, appena arrivata, vado a trovare mia sorella in clinica, mi accorgo subito che la situazione è molto peggiorata. In sole tre settimane, da quando siamo andate insieme dal medico di Francoforte, è diventata un'altra persona: a vederla adesso si capisce all'istante che ha pochissime possibilità di vivere ancora. A parte l'estrema magrezza, prima non si notava quanto fosse malata. Con un po' di trucco, un po' di colore sulle guance – seppure in modo molto leggero – sembrava ancora molto bella e vitale, tanto che come l'ultima volta a Francoforte molti uomini in strada cercavano di flirtare con lei.

Ora è tutto diverso.

Davanti a me c'è una donna che sta morendo.

Così scrivo adesso, ma allora, quella domenica di dicembre, non avrei mai pronunciato questa frase né avrei minimamente permesso alla mia mente di pensare una cosa del genere. Ma ora so che entrando in quella stanza la realtà, la consapevolezza, mi ha dato un pugno in faccia nonostante io cercassi di negarla a me stessa dal primo secondo. E da questo momento non mi ha più abbandonato. Per questo motivo, più tardi a sera, mentre torniamo a casa dall'ospedale in macchina, d'un tratto, presa da un attacco di paura che mi sta distruggendo l'anima, dico a Christian che sta guidando: «Perché non ci andiamo semplicemente a schiantare contro il prossimo pilone del ponte? Non posso sopportare quello che sta per succedere. Non posso!»

Naturalmente non lo penso sul serio, non nel vero senso della parola. Su un altro piano però, dal profondo del mio cuore desidero davvero uscire in qualche modo da questo terribile incubo.

## 3

Mi occupo di far andare avanti la casa di mia sorella. Al mattino porto Clara a scuola e, durante il tragitto in auto, l'ascolto mentre mi racconta, spensierata e allegra, tutto quello che farà durante il giorno, quale insegnante le piace di più e quale amica non lo è più dal giorno prima, cosa che comunque sarà già di nuovo cambiata nel pomeriggio. Secondo me, Clara è un piccolo fenomeno perché la trovo una splendida bambina dal carattere solare. Dal suo secondo anno di vita, ha vissuto in modo sempre più consapevole la lotta di sua madre contro malattie ogni volta diverse e, anche se la parola «morire» non è mai stata pronunciata in sua presenza, deve aver capito che la minaccia si è fatta man mano più incombente. Ciononostante trasmette una intatta gioia di vivere. Quando riusciva a passare del tempo con lei, Franziska l'ha ricoperta di attenzioni, amore, protezione, e a quanto pare, nonostante la difficile situazione, è riuscita a instaurare con la bambina un sano rapporto di fiducia primario. Nonostante la madre sia dovuta andare di nuovo in ospedale e percepisca di sicuro quanto io e Christian siamo abbattuti, non mi sembra né angosciata né triste. È proprio una bambina ottimista; questo suo aspetto mi colpirà sempre, anche in seguito. Ha un'incrollabile fiducia nella vita. E avergliela trasmessa rappresenta forse una delle più grandi imprese di mia sorella.

È il periodo più buio dell'anno, e l'alba non è ancora spuntata del tutto quando parcheggio davanti alla scuola. Clara mi chiede di scendere e aspettare accanto alla macchina finché lei non entra in classe. Le finestre danno sul parcheggio e da lì può salutarmi un'altra volta.

«Io e mamma facciamo sempre così» dichiara.

E nel frattempo io rimango al freddo e al buio, talvolta anche in mezzo a una bufera di neve, davanti alla scuola e aspetto finché mia nipote, che è anche la mia figlioccia, percorre un lungo corridoio, sale una scala e alla fine spunta dietro la finestra illuminata a giorno della sua classe. Lei, una piccola, esile bambina bionda di otto anni, se ne sta lì e mi saluta come una matta. Mi manda bacetti con le mani e preme la sua boccuccia contro il vetro. Io ricambio il saluto e, giorno dopo giorno, mi salgono le lacrime agli occhi perché già so cosa l'aspetta mentre lei non ha ancora capito quanto sia grave la situazione. Non sono mai riuscita ad ascoltare le storie di bambini che perdono le proprie madri, perché secondo me questo è il destino peggiore che possa subire un bambino.

Adesso mi trovo io stessa in una di quelle storie, e sembra che non possa fare nulla per fermare il suo corso.

Una volta a casa porto fuori i cani, do loro da mangiare, riordino la cucina, mi occupo del bucato. Franziska mi ha dato la password della sua posta elettronica affinché io possa controllarla. Riceve una quantità di e-mail che hanno a che fare con il suo lavoro di protezione animali. Io rispondo loro che Franziska rimarrà in ospedale a lungo, e dico di rivolgersi ad altri membri dell'organizzazione. Per ora non posso fare di più.

Le e-mail personali di mia sorella, quelle che riceve da amici e conoscenti che vogliono sapere come sta, le stampo per portargliele in ospedale. Dal contenuto deduco che Franziska non ha raccontato a nessuno della fibrosi polmonare. Non hanno la minima idea del perché Franziska non si faccia sentire da tempo, non vada più a trovare o non inviti più nessuno e del perché sia di nuovo ricoverata in ospedale, ammesso che lo sappiano. In alcune compare la domanda se il tutto abbia a che fare con il cancro. A qualcuno che conosco anch'io, rispondo che il ricovero è dovuto a un'infiammazione dei polmoni. Che non è una vera e propria bugia, ma neanche la verità.

Poi vado in clinica. Subito il primo giorno, una dottoressa e un dottore si presentano nella stanza di mia sorella. Il dottore ribadisce ancora una volta che lo stato di Franziska ha a che fare con la radioterapia che risale a tanto tempo fa per l'Hodgkin, e che al momento il problema principale riguarda i muscoli dei polmoni completamente in sovraccarico, che devono far fronte a un compito che non sono più in grado di sopportare. Il medico consiglia quindi che Franziska indossi di notte una maschera per l'ossigeno, che alleggerisca il lavoro ai polmoni e consenta loro di riprendersi un po'. In questo modo, lei dovrebbe anche essere di nuovo nella condizione di espettorare il muco, cosa che adesso non le riesce quasi per niente e che le rende la vita così difficile. In questa occasione, io imparo anche che espettorare muco non acquista importanza solo in persone con la bronchite come Franziska in questo momento. Il muco si forma anche sui polmoni di persone completamente sane, e noi ce ne liberiamo più volte al giorno per lo più senza rendercene conto: spesso basta un colpo di tosse per schiarirsi la gola, e tutto va via. Per i muscoli dei polmoni di una persona sana, questa operazione non rappresenta alcun problema, e la si compie anche senza il minimo sforzo. Se non lo facessimo, moriremmo soffocati.

Dunque, è chiaro che è decisamente importante il fatto di alleggerire i muscoli dei polmoni di Franziska affinché possano riacquistare le forze. Siamo quindi d'accordo sulla maschera per l'ossigeno, non immaginando che potrebbe diventare particolarmente complicato e difficile sopportare un tale apparecchio, e quasi impossibile dormirci. Anche perché la maschera funziona con un volume piuttosto alto ed è tarato su un ritmo respiratorio che non corrisponde a quello del paziente.

Per «adattarsi» all'apparecchio, Franziska deve essere subito trasferita in un altro reparto. Questa scelta di termini mi sembra alquanto inopportuna: non dovrebbe essere adattato l'apparecchio alla paziente invece che la paziente all'apparecchio? Ma mi dico che forse il medico non ha pensato al vero significato delle sue parole. E in seguito viene fuori che voleva dire esattamente quello che ha detto.

Il medico dichiara anche che ha avuto parecchi pazienti un tempo malati di Hodgkin, e che qualcuno di questi starebbe aspettando il trapianto di polmoni. Sento la parola «trapianto» oggi per la prima volta, e capisco che tutti gli sforzi per far funzionare di nuovo i polmoni sono vani.

Mi chiedo come si possa sottoporre una persona a delle radiazioni al punto che alla fine è questo il suo destino.

La dottoressa che finora mi è rimasta accanto in silenzio sembra avermi letto nel pensiero.

«Dall'Hodgkin si guarisce a caro prezzo» dice.

«Allora era l'unico modo» replico.

Ed è servito: senza la radioterapia, Franziska non sarebbe più in vita da vent'anni.

A pranzo, in camera vengono portati arrosto di maiale e canederli; gli ospedali tedeschi cominciano a esasperarmi. A Franziska è stata prescritta una leggera dieta vegetariana, dato che in questo ospedale sembra impossibile organizzare un'alimentazione artificiale. Per una persona che non può mangiare niente, il cui stomaco è completamente chiuso, l'arrosto di maiale è l'ultima cosa che mi verrebbe in mente. In più, nel reparto si sa che lei ha un cancro all'intestino. Ai malati di cancro all'intestino, sono gli stessi medici che sconsigliano vivamente il consumo di carne, soprattutto quella di maiale.

Quasi un anno più tardi, a una festa di compleanno mi troverò allo stesso tavolo con un professore che esegue prevalentemente interventi di cancro all'intestino. Proprio come me, anche lui lascia nel piatto la carne che viene servita come portata principale. Gli chiedo se è vegetariano per motivi etici.

«A dire la verità no» mi risponde. «Ma vedo morire troppe persone di carne.»

Così Franziska non tocca la carne. Cerco di farle mangiare un po' di canederli, ma già dopo un paio di forchettate sta così male che si accascia con la testa sul tavolo e tenta a fatica di riprendersi.

Per precauzione io le ho portato i suoi già collaudati integratori, ma dopo lo sforzo con i canederli non ce la fa più.

«Sei in grado di mangiare, lo sai!» le dico in tono di rimprovero. «È stato confermato tante volte. Maledizione, mangia qualcosa!»

Mi sento subito molto amareggiata per questo mio scatto che fa emergere quanto io abbia i nervi a pezzi.

Lei si limita a guardarmi con quei suoi begli occhi che nel frattempo appaiono profondamente incavati.

«Non riesco» dice in un sussurro, «credimi, non riesco.»

Quando si è un po' ripresa dopo il completo fallimento del tentativo di mangiare qualcosa, decidiamo di fare una passeggiata lungo il corridoio. Il dottore lo ha vivamente consigliato per impedire un lento indebolimento muscolare. E così, Franziska pesantemente aggrappata a me, ci trasciniamo nel piano deserto. Per la prima volta mi rendo conto di un'altra pericolosa complicazione: adesso si sente che Franziska respira con affanno. Finora ha sempre detto di respirare a fatica perché doveva combattere contro una sorta di filo d'acciaio che sembrava schiacciarle il petto. Se non avesse detto una cosa del genere, se non avesse camminato lentamente, fermandosi quasi a ogni passo, da fuori nessuno lo avrebbe notato. Adesso invece si sente. Si sente che respira con affanno e si capisce che le costa molta fatica.

Quando la rimetto a letto, vado nella stanza delle infermiere per parlare ancora una volta della sua alimentazione. Le infermiere di questo ospedale sono solitamente scortesi e reagiscono con irritazione e nervosismo a ogni parola che viene rivolta loro. Faccio presente che Franziska ha chiesto una leggera dieta vegetariana, che peraltro è una possibilità contemplata dall'ospedale. Dunque la richiesta deve essere accolta.

«E allora?» abbaia l'infermiera.

«Oggi per pranzo le sono stati portati arrosto di maiale e canederli» dichiaro. «Esattamente l'opposto di una dieta vegetariana.»

«Non può essere!»

«Io c'ero. Arrosto di maiale e canederli.»

L'infermiera sbuffa. Dall'espressione del suo viso capisco che mi considera una piantagrane che vuole portare scompiglio nel suo tranquillo pomeriggio. Io so che molte infermiere sono spesso sovraccaricate, ma qui e oggi la situazione è calma. Per quanto io possa vedere, non c'è nulla che non vada.

«Cosa dice il dottore?» chiede.

Sfortunatamente, il dottore non dice un bel niente a riguardo, ma io metto in campo dottori di altri ospedali con cui abbiamo parlato in passato.

«Secondo i medici, mia sorella non deve mangiare carne» affermo, «ma solo vegetariano.»

Non è vero, deve essere alimentata in modo artificiale.

Ma questo, a giudicare dalla mia interlocutrice, non posso dirlo assolutamente, quindi mi accontento della seconda scelta.

«Per favore» dico, «da domani cibo vegetariano facilmente digeribile. Come da prescrizione.»

Lei brontola qualcosa e prende nota. E io tiro un sospiro di sollievo pensando che questa sia la volta buona.

Premetto che non sarà la volta buona. E questa situazione durerà fino alla fine della seconda settimana successiva. Nonostante sia io sia Christian andremo a lamentarci ogni giorno. Nonostante i miei genitori chiameranno la direzione dell'ospedale. Più volte. E ogni volta si sentiranno rispondere che qualcuno si occuperà della questione. Cosa che puntualmente non accadrà.

Il vecchio schema si ripete: io le cucino qualcosa e gliela porto in ospedale in confezioni di plastica, avvolta nella carta stagnola e nella carta di giornale in modo da preservarla dal freddo. Quando mio nipote ritorna da New York, fa lo stesso. Credo che si possa benissimo affermare che Franziska sopravvive alle settimane in questo ospedale solo grazie a questo. Probabilmente l'avrebbero lasciata morire, se non ci fossimo stati noi, la sua famiglia, al suo fianco.

Quasi un anno più tardi, faccio un'interessante scoperta in Internet: alcuni pazienti raccontano la propria esperienza nello stesso ospedale. In tanti casi, si tratta di parenti di malati con difficoltà nel mangiare per i motivi più diversi, i quali parlano di quanto fosse un'impresa senza speranza ottenere aiuto nella clinica.

«Mia madre (mio padre, mio fratello) sarebbe morta di fame.» Questa frase la leggo tre volte.

Sono troppe, e suppongo che sia solo la punta dell'iceberg. Perché non tutti scrivono in Internet. È probabile che i casi siano molti di più.

## 4

Perché lasciamo Franziska in questo ospedale per tre lunghissime settimane? Ce ne rimproveriamo molto ancora oggi. Soprattutto mia madre non riesce a perdonarsi. La risposta è che mia sorella, subito dopo il ricovero, stava talmente meglio per quel che riguardava la bronchite che abbiamo pensato a lungo che forse in quest'ospedale qualcuno potesse trovare un modo per tenere sotto controllo tutta la situazione dei polmoni.

In realtà, anche per i suoi polmoni viene fatto ben poco, solo che anche di questo ce ne rendiamo conto troppo tardi.

Dopo due giorni, Franziska viene trasferita nel reparto dove dovrà abituarsi a portare la mascherina. Quando arrivo in clinica, un'infermiera mi indica con tono seccato il percorso fino alla sua stanza, ma io mi perdo lo stesso nel labirinto di corridoi, torno indietro e chiedo di nuovo. Ma adesso l'infermiera mi risponde con un tono talmente insolente, che io, nonostante abbia sempre cercato di contenermi per il bene di Franziska, per la prima volta mi ribello e perdo le staffe: le dico che potrei anche concederle il fatto che non dispongo di un senso dell'orientamento particolarmente sviluppato, ma che questo non è comunque un motivo sufficiente per trattarmi come una demente.

Quella mi lancia un'occhiata sprezzante, ma poi si abbassa a indicarmi di nuovo la strada.

Alla fine trovo la stanza di Franziska. Mia sorella è stesa sul letto con un apparecchio piuttosto grande sul viso, evidentemente la nuova maschera per l'ossigeno. Io me l'ero immaginata più piccola, discreta, innocua. E più silenziosa. Quell'aggeggio emette un suono assordante e sibila. Vedo gli occhi spalancati di mia sorella, vedo come lotta per far andare il suo respiro al ritmo della macchina. Poiché il suo viso è coperto quasi del tutto, comunichiamo a gesti.

Capisco che mi chiede di tornare a casa perché adesso deve esercitarsi per diverse ore con quell'aggeggio e la mia presenza lì non ha senso. Porta la mano tra l'orecchio e la bocca a mo' di cornetta, come a dire: «Ci sentiamo più tardi».

Riesco a voltarmi giusto in tempo da non farle vedere che ho le lacrime agli occhi. L'immagine che ho davanti mi sconvolge, mi spaventa, ne ho paura. Già da tempo, nei miei incubi si aggira lo spettro dell'idea di mia sorella che muore soffocata; ora, per la prima volta sento di aver visto lo spettro in faccia. La sua evidente lotta sotto l'assordante mascherina dirada la nebbia che finora ha avvolto nella mia mente le crude immagini che accompagnano la definizione «morte per soffocamento», rendendo tutto questo in qualche modo sopportabile. D'un tratto la nebbia non c'è più. D'un tratto, la dura realtà mi acceca.

Quando esco sul corridoio, per poco non mi scontro con un uomo che sta per entrare nella camera di Franziska. Viene fuori che è un tecnico che regola le maschere per l'ossigeno e insegna ai pazienti come rapportarsi a questi apparecchi. Inutile dire che anche lui si dimostra scortese, ma ormai in questo ospedale non mi aspetto nient'altro. Per correttezza però devo dire comunque che il giorno dopo mi imbatto in una signora delle pulizie turca molto gentile, che mi mostra personalmente la strada per arrivare da Franziska che, ahimè, non riesco di nuovo a trovare. Questa disponibile signora rimane fino alla fine l'unica eccezione.

L'uomo della mascherina mi rimprovera subito dicendomi che la mia visita al momento è assolutamente inopportuna e che lui e Franziska non possono lavorare con «mezza famiglia» intorno; deve pensare che Franziska abbia una famiglia molto piccola se ai suoi occhi io ne rappresento la metà. E mi fa capire senza mezzi termini che non ha la minima intenzione di intrattenersi con me o rispondere alle mie domande; ma anch'io non ho la minima intenzione di andarmene e gli dico che trovo l'apparecchio, che ho appena visto nella stanza, troppo rumoroso e informe, e gli chiedo se ci sono maschere meno chiassose e che pesino di meno sul viso del paziente.

Mi squadra a lungo dall'alto in basso. Lui è il signore delle maschere per l'ossigeno, e a quanto pare io non ho la minima idea della complessità di questi macchinari.

«Ci sono maschere migliori» dice, «certo. Ma quello nella stanza è il modello che passa la mutua di sua sorella.»

La definizione «modello della mutua» rimane in sospeso: è chiaro che lui ci considera indegni già solo per il tipo di assicurazione.

«Ah» dico io, «quindi si potrebbe comprare un modello migliore?»

E lui, un sorrisetto compassionevole sulle labbra e un solo sopracciglio alzato, ribatte: «Un modello del genere *voi* non potete pagarlo!»

Mentre io, a dire il vero, mi chiedo come sia possibile che in una piccola zona della Germania come questa si concentrino così tanti stronzi tutti insieme, mi viene in mente allo stesso tempo un vecchio amico che mi ha sempre rimproverato il fatto di non tenere molto in considerazione gli status symbol nella scelta dei miei vestiti. Il suo credo era che le persone giudicano e vengono giudicate anche per quanta ricchezza materiale e quindi successo dimostrano; è l'immagine del singolo che conta, e quindi è importante tenere presente questo atteggiamento. Io invece mi sono sempre vantata di non pensarla in questo modo. Adesso, per la prima volta, penso che forse avrei dovuto dargli più ascolto. Da quando sono uscita stamattina con il cane, mi sono cambiata solo gli stivali di gomma sporchi di fango con delle scarpe pulite: d'altra parte ho sempre seguito il motto *come as you are*. Ma questo dipende anche dal fatto che tra il doversi occupare di figli e animali, rispondere alle e-mail più importanti mie e di Franziska, cucinare il pranzo per mia sorella e impacchettarlo ben bene, e le mie visite qui mi rimane poco tempo e in più so che il tempo che posso passare con Franziska è limitato perché devo tornare in orario per andare a prendere Clara al centro ricreativo. Non voglio perdere neanche un minuto a cambiarmi, e così ora indosso i miei jeans consumati con il vecchio giubbotto che mia madre mi regalò quindici anni fa, che metto sempre quando porto fuori il mio cane perché è meravigliosamente caldo e secondo me ha tutte le caratteristiche che deve avere un capo di abbigliamento per camminare a lungo nei campi in inverno.

Come se non bastasse ho ancora in mano una busta di plastica con dentro il cibo che ho preparato da casa, il cui logo rivela che proviene da un noto discount.

Capisco esattamente quel che l'uomo pensa di me: questa qua ha il coraggio di pretendere il modello deluxe delle maschere per l'ossigeno quando fa la spesa nei posti più a buon mercato e non può permettersi neanche un cappotto decente!

Cerco anch'io di squadrarlo dall'alto in basso come sta facendo lui con me, ma è un tantino difficile considerato che è alto almeno un metro e novanta.

«Vorrei» dico in tono deciso «che mia sorella avesse la maschera migliore, più leggera, più silenziosa e perfetta che esiste. Il modello migliore disponibile sul mercato. Il prezzo non ha importanza.»

Fa un ghigno sfacciato. «Sono migliaia di euro!»

Se crede che io sia rimasta scioccata, si sbaglia. «E allora saranno migliaia di euro. Fa lo stesso. Voglio che abbia il meglio!»

Vedo i suoi occhi spalancati, vedo quanto sia difficile per lei respirare. Sono di nuovo quasi sul punto di piangere, ho letteralmente i nervi a pezzi e so che, se scoppiassi a piangere, con quest'uomo perderei: per lui sono la tipica parente isterica appena al di sopra dell'assistenza sociale che farnetica. E in più gli sto rompendo le scatole. La solita storia negli ospedali: i parenti devono curare l'anima e dare coraggio, devono cucinare da mangiare e portarlo ai loro cari affinché questi non muoiano di fame, ma non devono assolutamente sconfinare in ambiti che non gli competono. Che sia anche solo fare domande o – come nel mio caso adesso – sprecare soldi per una maschera per l'ossigeno.

Oggi non faccio passi avanti sulla questione della mascherina. E non facciamo passi avanti neanche nelle settimane seguenti, come famiglia. Siamo in un terreno complicato, in cui alla fine ci sentiamo rispondere in mille modi diversi alla stessa domanda. Finché viene fuori – e comunque, ancora oggi, non posso mettere le mani sul fuoco per la correttezza di questa affermazione – che un privato cittadino non può comprare una mascherina del genere ma questa rimane di proprietà della mutua e viene prestata al paziente, per cui il modello deve essere accettato senza riserve. E poco importa che Franziska non riesca a adattarvisi e abbia regolari attacchi di claustrofobia; lei che non ha mai neppure sofferto di un minimo disturbo simile. Smette di lottare, a un certo punto la mette da parte e non la usa più.

È alla fine. Comincia a mollare.

Io invece mi aggrappo ancora alle poche opzioni rimaste nonostante sappia che sono inutili. Non riesco a levarmi dalla testa l'idea del «trapianto dei polmoni». Comincio a fare ricerche e mi imbatto in un professore che, per la prima volta a Vienna, ha eseguito trapianti anche da donatori viventi, cosa che a quanto pare prima non si faceva. Di regola Franziska dovrebbe mettersi in una lista e aspettare il polmone di un donatore deceduto da poco, ma credo che non abbiamo tutto questo tempo.

Adesso invece questo professore è in grado di prelevare parti dei polmoni di persone viventi, e inserirle nei pazienti. Per i malati, questa possibilità rappresenta un enorme guadagno in qualità della vita; il donatore, dal canto suo, perde sì una parte di polmone, ma può ristabilirsi quasi del tutto in seguito con un allenamento adeguato.

«Non potrà più correre la maratona» mi dice un medico con cui ne parlo.

Non ne avevo intenzione comunque.

Molto più importante è il problema del rigetto. Date le mie limitate conoscenze di medicina, penso ingenuamente che non dovrebbe esserci alcun rigetto perché i nostri profili genetici sono di sicuro identici, ma scopro che non è così, anche se il fatto che siamo sorelle è sicuramente un vantaggio.

Quando torno a casa, fisso un appuntamento con il dottor K. a Francoforte per parlare prima con lui in modo approfondito dell'argomento trapianto. Poi volerò a Vienna per parlare con il professore in persona. Franziska ha comunque già detto che non acconsentirà perché pensa che il rischio per me sia troppo grande, ma io sono decisa a spuntarla se ci fosse anche una sola possibilità che lei possa sopravvivere.

Purtroppo il dottor K. mi riporta subito alla realtà con i suoi soliti modi gentili e confortanti. In linea di massima l'idea potrebbe essere presa in considerazione, dice, se non avessimo a che fare solo con la fibrosi. Ma...

C'è ancora il cancro. È ancora tranquillo: in questi anni non si è risvegliato a dispetto di tutte le prognosi. Senza dubbio un miracolo, lo dicono tutti, e il dottor K. attribuisce questo risultato al fatto che ha lavorato tanto per mantenere il sistema immunitario di Franziska su un livello tale da stroncare subito sul nascere un nuovo attacco. A quanto pare con successo. Ma proprio qui comincia la quadratura del cerchio se azzardassimo un trapianto: come mi spiega il dottor K., il sistema immunitario di Franziska si ridurrebbe estremamente in modo permanente per contrastare il rigetto dell'organo ospite. Sorelle o non sorelle, il corpo di Franziska cercherebbe con tutte le sue forze di liberarsi del mio polmone e questo potrebbe essere evitato solo con severe misure immunosoppressive.

«E allora tornerebbe il cancro. Ne sono sicuro quasi al cento per cento. Sua sorella vivrebbe con tutte le difficoltà che implica il trapianto di un organo e allo stesso tempo dovrebbe lottare contro un nuovo cancro. Temo che in questo modo aggraveremmo moltissimo la situazione.»

Capisco quel che dice. E ancor di più capisco che siamo in una situazione davvero disperata. Mi trascino a casa, senza neanche più l'ultima speranza che avevo. Era stato meraviglioso immaginare che Franziska potesse svegliarsi a nuova vita con metà del mio polmone, che potesse tornare a essere la donna forte, felice, vitale di sempre, che io potessi riavere la mia compagna, la mia amica, metà della mia anima. Che il cancro scomparisse e che in questi anni ne parlassimo come un incubo lasciato ormai alle spalle.

Lo avevo creduto davvero? Nel profondo del mio cuore no di certo. Una netta parte disillusa della mia coscienza sapeva da tempo come tutto sarebbe andato a finire. Ma ci sono sempre giorni, ore, in cui mi aggrappo a nuove possibilità, accarezzo una nuova speranza che forse non serve ad altro che a farmi superare questo momento. Forse cerco solo di restare attiva in qualche modo, di escogitare nuove strategie per non farmi travolgere dalla paura e dal dolore che altrimenti mi sommergerebbero come le onde sommergono una nave che sta affondando. Ma ora non voglio e non posso affogare. Forse in seguito. Per il momento noi tutti, l'intera famiglia, dobbiamo riuscire a stare a galla con ogni mezzo.

Per precauzione, sul mio tesserino donazione organi aggiungo comunque una frase; dopo la lista di tutti gli organi possibili che metto a disposizione, segnalo adesso un'eccezione: «Nel caso della mia morte, i miei polmoni devono andare a mia sorella. Solo a lei!»

Scrivo nome e indirizzo di mia sorella, e attacco il pezzetto di carta sul tesserino. Sottolineo la parola «solo» tre volte.

Adesso, mentre scrivo due anni dopo la sua morte, mi rendo conto che questo foglietto si trova ancora nel mio portafoglio.

Devo cambiarlo.

I miei polmoni a Franziska non servono più.

## 5

Natale 2011 si avvicina e se potessi lo toglierei dal calendario. Il suo arrivo non mi ha mai fatto sentire più triste, l'atmosfera di una festa non mi ha mai toccato di meno. Lo stesso vale per i miei genitori, mia madre spegne subito sia la televisione sia la radio al minimo attacco di qualche canto natalizio, cosa che accade sempre di più man mano che ci avviciniamo al 24 dicembre. Ma mi convince comunque a fare un albero di Natale e a preparare per la vigilia.

«Tu hai una bambina» dice. «Una bambina di dieci anni. Non puoi toglierle il Natale.»

Così, riluttante, addobbo la casa. Scrivo bigliettini d'auguri di Natale, non facendo mai riferimento a quanto si sia drammaticamente aggravata la nostra situazione. Chi riceve i miei auguri deve pensare che noi stiamo relativamente bene. Di conseguenza, qualche settimana più tardi, amici e conoscenti rimarranno molto scioccati nell'apprendere la triste notizia. Non riesco affatto a parlare o scrivere della nostra situazione, non ci riuscirei neanche se volessi. A quelli più vicini riesco a raccontare solo dei problemi alimentari di mia sorella. E all'istante ricevo una valanga di buoni consigli su a chi potersi rivolgere nel caso di una persistente anoressia. Io ringrazio e come sempre non accenno ai polmoni. Oggi so che è il mio modo per difendermi. Sono così vicina a un crollo psicologico che per conservare le mie ultime risorse psichiche devo evitare ciò che mi fa stare peggio.

Johannes è tornato da New York, si occupa di tutto a casa e trascorre molte ore con sua madre in ospedale. Dopo gli anni difficili, in cui lui si era allontanato da lei, adesso hanno ritrovato la vicinanza e la fiducia di una volta. Io e mia madre gli telefoniamo più volte al giorno. L'andazzo all'ospedale lo sconvolge. Una sera mi racconta che quel pomeriggio Franziska aveva avuto forti dolori addominali, ma per un'ora intera non si era fatta viva nessuna infermiera nonostante avessero suonato più volte il campanello. Alla fine Johannes stesso era andato a cercare qualcuno che potesse dargli una compressa di Buscopan. In uno dei corridoi si era imbattuto in una dottoressa che, invece di correre su e giù per i reparti, se ne stava appoggiata a una parete a conversare allegramente con un'infermiera. Johannes aveva chiesto una compressa per sua madre che aveva fortissimi dolori.

L'unica risposta che la dottoressa era stata in grado di dare era: «Non sono in servizio».

Johannes aveva chiesto allora se lei non potesse dargli comunque la compressa. Sua madre prendeva il Buscopan tutti i giorni, ma oggi non era andato nessuno a darglielo. E lei stava davvero molto male.

La dottoressa aveva alzato gli occhi al cielo stizzita, era scomparsa nella vicina stanza delle infermiere, era tornata con una compressa, e gliela aveva sbattuta nella mano aperta, poi senza dire una parola si era voltata e se ne era andata svelta facendo frusciare il camice, e sbuffando sonoramente per l'indicibile carico di lavoro che aveva appena dovuto sopportare.

«Mamma deve uscire di qui» mi supplica.

Anche io e i miei genitori alla fine siamo giunti alla conclusione che deve andare via di lì. La cosa peggiore è: nel frattempo si è talmente aggravata che non può tornare né a casa né venire da uno di noi. Deve essere ricoverata in un altro ospedale.

Ed è il 22 dicembre.

I miei genitori telefonano a quasi ogni clinica tedesca con un reparto di pneumologia. Nel sud della Germania, poi in Assia, a Berlino e Amburgo a nord. Io trovo in Internet le informazioni necessarie, cioè numero di telefono e se c'è quel reparto. Siamo impegnati dalla mattina alla sera. Tutte le risposte sono negative. Due giorni prima della vigilia di Natale, nessuno è pronto a prendere questa paziente, e poi cominciano ad andare in ferie. Franziska avrebbe una possibilità solo se fosse in emergenza, ma non è questo il caso perché adesso si trova in un ospedale e quindi, almeno ufficialmente, in cura.

Mentre mia madre supplica letteralmente medici, segretarie, infermiere di far ricoverare Franziska, nella clinica in Baviera accade un miracolo: il primario del reparto in cui si trova mia sorella torna dalle ferie e capisce subito che c'è un pericolo in vista. Alla fine qualcosa si mette in moto. Per Franziska viene subito decisa l'alimentazione artificiale. E viene fatta una scoperta sorprendente: quando i medici cercano di avanzare lateralmente sotto le costole per arrivare allo stomaco, si rendono conto che non si trova dove dovrebbe essere. È salito molto in alto, al punto che dal lato non è più raggiungibile.

La maggior parte delle persone sarebbe sconvolta da una notizia del genere, in Franziska invece nasce la speranza che d'ora in poi qualcuno le crederà quando dice che ha difficoltà a mangiare. Finora tutti hanno parlato di «disturbo psicologico». A quanto pare i polmoni sono diventati così piccoli, che gli altri organi sottostanti sono saliti. Adesso i medici ammettono che può essere che Franziska avverta una pressione insopportabile sui polmoni quando mangia. Per me invece rimane un mistero perché, quando a maggio hanno eseguito la gastroscopia, nessuno si è accorto che lo stomaco non era al suo posto.

Vado su tutte le furie pensando che Franziska è stata per due settimane in un ospedale senza che fosse verificata la vera causa del suo disturbo alimentare. Senza che venisse alimentata in modo artificiale nonostante le nostre segnalazioni. Senza che le venisse neanche offerto il tipo di cibo che può mangiare una persona con chiari problemi di alimentazione.

Per tutta la sera del 22 dicembre, io e mio marito parliamo delle possibili azioni legali che possiamo intraprendere contro questa clinica. Io valuto una denuncia per omissione di assistenza medica o, nel caso Franziska morisse, omicidio colposo.

Klaus certo mi appoggia, ma alla fine me lo sconsiglia. «Adesso non ce la faresti.»

Probabilmente ha ragione. E neanche i miei genitori ci starebbero.

«Adesso la prima cosa da fare è cercarle un ospedale» dice mia madre. «E per questo ci vogliono tutte le nostre energie!»

Alla fine riesce a trovare un posto all'ospedale di Bad Homburg per il 29 dicembre, nel loro nuovo reparto di pneumologia. Se non altro prima di San Silvestro, cosa che altrove sembrava impossibile. Deve sopravvivere lì ancora una settimana.

Mio padre contatta il primario della clinica di Franziska. Nel frattempo, questo ha comunicato a mio cognato che Franziska non è in condizione di essere trasportata e quindi un trasferimento è fuori questione. Mio padre si presenta al medico nella sua veste di legale. Io non sono presente durante la telefonata ma me lo immagino: è stato per anni presidente della corte d'appello di Francoforte e ha quel che io e Franziska abbiamo sempre definito un «portamento da giudice». Un modo di parlare con il suo interlocutore estremamente corretto, cortese, distaccato. Un modo sottile che non lascia trasparire che è lui a manovrare i fili.

Che è meglio non farlo arrabbiare.

Il primario cede subito. Ma certo che Franziska può essere trasferita il 29 dicembre a Bad Homburg, si occuperà lui stesso di tutto il necessario.

Si scusa persino per le due settimane di ritardo con cui è stato affrontato il problema dell'alimentazione. Gli rincresce ma lui purtroppo era in ferie.

Anche mio padre se ne dispiace e gli fa capire che il fatto di essere in ferie non significa non essere più responsabile per quel che accade in un reparto.

Mio padre chiede che l'atteggiamento nei confronti di mia sorella cambi e che nella settimana che rimane riceva subito i suoi antidolorifici quando ne ha bisogno. Inoltre gli fa notare che devono finirla con il terrorismo psicologico: questa mattina un'infermiera ha consigliato a Franziska di affidarsi al reparto di medicina palliativa. «Lei è andata in ogni caso» sono state le sue testuali parole.

Il primario dice che non può essere, non crede nessuno capace di un tale comportamento nella sua clinica. Mio padre dichiara che non avrebbe motivo di dubitare di sua figlia.

Si salutano in modo cordiale. Il primario annuncia che l'alimentazione artificiale avverrà per mezzo di un Port posizionato sotto la clavicola.

La mattina del 23 dicembre questo intervento viene eseguito in anestesia.

E poi Franziska sta così male che deve essere portata in terapia intensiva.

24 dicembre. Mia figlia è eccitatissima per l'imminente cenone della vigilia. Il figlio di Klaus viene da Berlino con la sua fidanzata; lei è di Mosca e le piacerebbe trascorrere un tipico Natale tedesco, qualcosa per cui, quest'anno, noi non siamo certo l'esempio più adatto. Sono tutti impazienti, neanche il figlio di Klaus sa quanto sta male Franziska. All'infuori di mio marito e dei miei genitori, non riesco a parlare di lei con nessun altro. Mi sono rinchiusa completamente in me stessa, mi sono come congelata nel mio dolore.

A mia sorella ho comprato degli orecchini con topazio rosa chiaro come desiderava. Questa è stata anche l'ultima volta che sono uscita per andare a comprare degli orecchini per lei.

Non li indosserà mai più.

Suo marito è con lei. Ma non i figli perché nella terapia intensiva può starci solo un visitatore. Io le ho fatto portare una grande composizione di fiori, decorato con palle colorate e candele, e per la prima volta scopro un gesto umano in questo ospedale: la composizione viene ammessa nella terapia intensiva anche se è contro le regole. Sul bigliettino ho scritto: «Siamo tutti con te».

In effetti è così. È la più brutta vigilia di Natale della mia vita e non c'è un secondo che io non pensi a lei. Allo stesso tempo vado avanti in qualche modo, cerco per mia figlia di far finta che sia tutto a posto, procedo allo scambio dei regali, servo l'insalata di patate che ha preparato e portato mia madre, chiacchiero. La coppietta accompagna mia figlia, che fa di nuovo la parte dell'angelo, alla recita di Natale, cosa che per fortuna le piace di più che se l'accompagnassero i genitori. Quest'anno non riesco a partecipare alla messa per le famiglie della parrocchia, nonostante ci sia andata sempre molto volentieri. Lì vengono cantati tutti i vecchi canti natalizi, da *Venite bambini*, ad *Astro del ciel* fino a *Oh, du fröhliche*. Mi ricordano di quando io e Franziska eravamo bambine, quando tutto andava bene. E mi sembra che sia un'altra vita. Completamente slegata dall'incubo senza fine che stiamo vivendo oggi.

Questa sera, i pensieri sulla nostra infanzia e giovinezza continuano a tornarmi in mente. Ripenso alle innumerevoli ore che abbiamo trascorso a giocare insieme. Alle vacanze dai nostri nonni. Ai viaggi a Sylt. A quando Franziska, a sedici anni, lavorò per tutta l'estate in un ospedale e dopo condivise con me fino all'ultimo centesimo guadagnato. Alle migliaia di discorsi che abbiamo fatto, a tutte le nostre risate, ma anche alle lacrime che abbiamo versato insieme. Tutte queste immagini compongono l'unica certezza che per decenni è stata il fondamento più importante della mia vita: che *lei* c'era sempre, c'è sempre e ci sarà per sempre. Diversamente da tutte le altre persone a me vicine: i miei genitori, l'ho sempre accettato, se ne andranno prima di me perché lo stabilisce la natura. Sulla fedeltà per tutta la vita di un marito si può sperare ma non è garantita. I figli devono fare la propria vita. Con gli amici si possono avere gravi screzi, e si possono tagliare i rapporti per sempre; mi è successo anche questo due volte.

Tra me e Franziska invece si sarebbe potuta mettere solo la morte, nient'altro. Nessuna concatenazione di circostanze sfortunate, nessuna rottura, assolutamente nessun colpo del destino avrebbe potuto rovinare il nostro profondo legame e il nostro bisogno di contatto quotidiano.

Per molti anni non abbiamo considerato la possibilità di una nostra brutale separazione. Perché alla morte non si pensa da giovani.

«Quando saremo vecchie, torneremo a vivere insieme» ci siamo sempre ripromesse. Non ho mai avuto paura di invecchiare in solitudine, perché ero certa che la mia compagna di vita sarebbe stata al mio fianco fino alla fine.

Oggi so che quella certezza è stata ingannevole.

Una morte prematura, prima del tempo, non fa mai parte dell'immagine che si ha della vita; non viene mai contemplata tra le possibili varianti del destino. Appartiene alle cose che accadono sempre agli altri. Mai a se stessi o ai membri della propria famiglia.

Il medico che ha in cura Franziska ha detto a suo marito che secondo lui lei vivrà ancora circa un paio d'anni anzi, più precisamente, considera questo periodo come il termine massimo per i suoi polmoni. Il tutto solo con l'aiuto della maschera per l'ossigeno e successivamente con la respirazione artificiale permanente in una terapia intensiva. Nella prognosi non vengono presi in considerazione né un peggioramento dello stato di tutti gli altri organi, né un eventuale risveglio del cancro, né tantomeno un completo crollo fisico dovuto alla sottoalimentazione.

Io ho un'altra sensazione, sento che l'addio è imminente. Non ne parlo con nessuno, ma è una certezza che diventa man mano più concreta. E oltre alla certezza c'è qualcos'altro, una sorta di desiderio di liberazione che si fa lentamente più forte. Sembra una contraddizione il fatto che due settimane più tardi io la supplichi di fare di tutto per non morire: la lacerazione interiore è probabilmente tipica del processo che, come famiglia, stiamo vivendo. Vogliamo che viva, ma non riusciamo più a sopportare di vederla soffrire.

Per sei anni, sera dopo sera, ho pregato che lei guarisse e rimanesse con noi.

Questo 24 dicembre dell'anno 2011 prego per la prima volta che lei muoia. E non fra due anni.

Ma presto.

# Dicembre 2011-febbraio 2012

## 1

L'ospedale a Bad Homburg nelle vicinanze di Francoforte, nel cui reparto di pneumologia Franziska viene ricoverata il 29 dicembre 2011, è l'ultima tappa della sua lunga odissea nelle cliniche tedesche, e ci farà riconciliare con le ultime brutte esperienze subite. Infermiere molto gentili, un atteggiamento amichevole, un infermiere sempre pronto a pensare a un nuovo modo per facilitare a Franziska la sua permanenza lì. L'aiuto primario, il dottor Althoff, molto premuroso nei suoi confronti. Come parenti noi veniamo trattati con cortesia e coinvolti in ogni cosa; non siamo un fastidioso effetto collaterale ma facciamo parte dell'intero processo. L'alimentazione artificiale funziona dal primo momento. Anche qui Franziska deve respirare con la mascherina, ma se ha un problema non le viene risposto con freddezza, come nell'altro ospedale, che allora presto morirà. Qui le viene fatto capire che non c'è fretta, che deve prendersi tutto il tempo necessario e che pian piano andrà sempre meglio. Nessun terrorismo e nessuna pressione. Mi rendo subito conto della differenza decisiva: nelle cliniche precedenti, Franziska era solo un paio di polmoni. Tutti si concentravano solo su questi, tutto il resto era ininfluente e non veniva preso in considerazione, che si trattasse di un bisogno fisico o di un bisogno dell'anima.

Nella clinica di Bad Homburg in Hochtaunus Franziska è una persona.

Per i nostri genitori, il trasferimento nella regione del Reno-Meno significa che possono andare a trovarla tutti i giorni, e stare con lei tutto il giorno, cosa che mio cognato, che vive nel sud della Germania, con tutta la buona volontà non potrebbe fare allo stesso modo per via del lavoro. Anch'io sono vicina. Noi quattro, la famiglia d'origine di Franziska, siamo di nuovo tutti vicini. Formiamo una rete a maglie strette con cui riusciamo a lasciarla sola soltanto di notte, quando però dorme come un sasso grazie ai farmaci efficaci che le vengono somministrati. Nonostante le terribili circostanze della sua malattia, siamo riusciti a creare un'atmosfera che rende più sopportabile quel che accade e che in seguito, dopo la morte di Franziska, ci darà un po' di consolazione.

Gli idilli sono tutt'altro, comunque.

Mia sorella mi confida quanto la sua vita l'abbia profondamente delusa: non si aspettava un futuro tutto rose e fiori certo, ma non poteva neanche minimamente immaginare l'atrocità che sta vivendo. La cosa che la fa soffrire di più è la separazione dai suoi figli, ma non quella dovuta al ricovero in ospedale, bensì quella che sarà per sempre. Notiamo che non dice più nulla sui bambini e ci blocchiamo subito quando anche solo accenniamo all'argomento. Quando un giorno mia madre le porta una bella fotografia dei due ragazzi, in cornice d'argento, lei scoppia in lacrime. La sua crisi di pianto, cui naturalmente seguono gravi attacchi di tosse e un respiro molto affannoso, è tale che mia madre impacchetta di nuovo la fotografia e se la riporta a casa: è più che chiaro che Franziska non sopporta questo dolore. A una psicologa Franziska confida di essere pronta a morire sia intimamente sia fisicamente perché nella sua vita non c'è più nulla che valga la pena di vivere. Solo sui figli rimane intransigente con il destino, prova un senso di amarezza sempre nuovo che tenta di contrastare perché si rende conto che è un sentimento distruttivo. Lei sa che soprattutto suo marito, ma anche noi, i nostri genitori e io, ci occupiamo dei suoi figli, li proteggiamo, e siamo sempre lì per lei, ma non ne dobbiamo parlare. Questa consapevolezza tuttavia non rende l'addio meno crudele.

Mia sorella piange di rado, non si lamenta quasi mai nelle ultime settimane della sua vita. Oggi sono convinta che sapesse esattamente quanto fosse vicina la morte. L'accetta e tiene per sé tutte le paure che probabilmente le causa. Io, che in tutta la mia vita ho sempre saputo cosa le succedeva, condividendone le preoccupazioni, le paure o anche le gioie, non sono più la sua confidente. Trascorriamo molto tempo insieme, siamo vicine eppure già lontane. Di nuovo come in estate nel sud della Francia, mi accorgo che la morte incombente ha cambiato del tutto la dimensione in cui pensa, in cui è occupata a vivere e morire, e che questa quindi non mi appartiene più.

Franziska non è più solo in questo mondo.

C'è un curioso episodio degli ultimi giorni della sua vita che sottolinea questo aspetto: la sua amata, vecchia cagnolina Heidi di razza bovaro del bernese è molto malata, già da settimane, ma tutta la famiglia ha taciuto la cosa a Franziska per non caricarla ulteriormente. Le condizioni della cagna peggiorano all'inizio di febbraio al punto che mio cognato, la sera del 3 febbraio, la porta dal veterinario e la fa sopprimere. Lo dice a mia madre per telefono e i due rimangono d'accordo di non farne parola con Franziska. Quando mia madre, subito dopo la telefonata, va da Franziska come se nulla fosse e comincia a parlare del più e del meno, Franziska dice, non in tono di domanda ma di affermazione: «Heidi è morta».

Mia madre, spaventata, le chiede come le sia venuto in mente.

Franziska risponde in modo strano: «Mi ha appena salutato. Sta bene».

In questo momento, Franziska si trova a casa dei miei genitori. In soggiorno, da cui lei non può allontanarsi senza l'aiuto di qualcuno, non c'è telefono. Non ha con sé il cellulare, è nella borsa sul ripiano dell'attaccapanni. Non può aver saputo della morte di Heidi in nessun modo, neanche dai suoi figli.

E poi Franziska rimane assolutamente tranquilla. Noi temevamo un crollo psicologico e per questo avevamo deciso di non dirle niente. Franziska invece è visibilmente calma, non a lutto; lei, che in passato provava un profondissimo dolore quando le moriva uno dei suoi cani.

«Heidi è felice» dice, «e sollevata.»

Sembra che a mia sorella la morte faccia già un po' meno paura. Perché lei comunica con la morte. Più che con noi.

Dobbiamo ringraziare il dottor Althoff per aver deciso che Franziska trascorresse le ultime settimane di gennaio e l'inizio di febbraio a casa dei miei genitori, e anche per il suo particolare modo di gestire il reparto di pneumologia fin dall'inizio: terapie individuali, soprattutto per i malati molto gravi, e nessun adeguamento obbligatorio alle fisse procedure di un rigido ospedale. Lui si occupa dei suoi pazienti in modo globale, cioè sia dal punto di vista psichico sia fisico, e nel nostro caso ha dichiarato che Franziska adesso ha bisogno solo che la sua famiglia le stia vicino il più possibile. E poi, così ha detto sia a lei sia a noi, in quel momento nella clinica non si poteva fare molto di più per lei. L'alimentazione fluisce senza sosta nel suo corpo, e per questo non è necessario che lei stia sempre in un ospedale. I nostri genitori, ancora piuttosto arzilli, possono occuparsene, un servizio di assistenza a domicilio può sostituire la sacca con il liquido calorico al mattino e alla sera, operazione che – effetto secondario più che positivo – alla mutua costa una minima parte di quel che invece costerebbe un ricovero in ospedale. In più, una volta alla settimana deve essere aspirato il muco dai polmoni, intervento che si esegue in anestesia totale e per il quale Franziska deve rimanere un giorno e una notte in ospedale. Dunque per adesso si è convenuto che lei rimanga a casa e non faccia altro che aspettare di prendere un po' di peso. Ogni lunedì deve tornare in ospedale per farsi aspirare il muco, e poi il martedì può tornare a casa. La speranza del medico è che prendendo peso anche i polmoni si irrobustiscano al punto da evitare alla fine l'aspirazione. Eppure in queste più cupe settimane di inizio del 2012 un miglioramento c'è: subito dopo quell'8 gennaio in cui Franziska a causa della costante perdita di peso era completamente disperata, d'un tratto le cose hanno cambiato direzione. A un tratto prende peso. Supera la soglia dei quaranta chili e fa qualche, seppur piccolo, passo avanti. Finalmente il suo corpo assimila il cibo.

Non ci speravamo più.

Per tutta la vita, mia madre riuscirà a trovare un po' di consolazione nel fatto che alla fine Franziska è stata giorno e notte a casa con lei, e che così lei ha potuto occuparsene senza sosta.

Ci sono momenti in cui dentro di noi si fa strada una sorta di ingannevole speranza: non la speranza che tutto vada bene ma quella di avere più tempo di quanto ci sembrasse a Natale. Allora non credevamo nemmeno che riuscisse a sopravvivere alla fine dell'anno. Adesso è gennaio, Franziska prende peso e da quando ha lasciato l'ospedale è anche più stabile di prima dal punto di vista psicologico.

Appoggiata al braccio di nostro padre, ogni giorno fa un giro nel giardino ricoperto da una spessa coltre di neve, la fredda aria tersa del Taunus le fa bene ai polmoni. Ma la sua respirazione non migliora; fino a qualche settimana fa, mentre camminava riusciva ancora a parlare, se pure esitando e fermandosi ogni tanto, adesso invece non ci riesce più. Quando vuole cambiare direzione, si fa capire a gesti oppure indica la casa quando non ha più forze e vuole tornare dentro.

A posteriori so che la situazione non stava affatto migliorando, piuttosto forse eravamo noi che avevamo bisogno di una minima speranza, che sentivamo la necessità di aggrapparci al più piccolo dettaglio da interpretare come qualcosa di positivo.

Mi azzardo persino a parlare con lei già del suo compleanno alla fine di febbraio. Quest'anno cade di lunedì; secondo i programmi si troverà quindi in ospedale per farsi aspirare il muco dai polmoni. Nel frattempo, la mia casa editrice mi chiede se posso partecipare a una conferenza con gli agenti di vendita che propongono le novità ai librai, che si terrà a Monaco proprio lo stesso giorno, per presentare loro personalmente il mio nuovo libro che uscirà in autunno. Io esito perché temo che il 27 febbraio 2012 sarà l'ultimo compleanno di Franziska. Mia sorella invece vuole che io ci vada.

«Non credo che farò un festone» dice, «e comunque sarò in ospedale. Quindi vai tranquilla a Monaco.»

Do conferma alla mia casa editrice ma con riserva. Rimaniamo d'accordo che posso disdire in ogni momento, anche all'ultimo. Io e Franziska decidiamo che festeggeremo il 26 e il 28 febbraio.

«Accerchiamo il tuo compleanno» dico. «E se per qualche motivo non vai in ospedale io disdico Monaco.»

Franziska è d'accordo su tutto. Ma ho comunque l'impressione che queste cose non le interessino più.

Domenica, 29 gennaio. Il giorno in cui vedo mia sorella viva e cosciente per l'ultima volta.

Vado a trovare i miei genitori insieme a mia figlia. Il soggiorno sembra un reparto d'ospedale: il servizio di assistenza a domicilio ha portato un letto regolabile che è stato messo al posto del divano.

Su un carrello a rotelle è disposto l'apparecchio per la respirazione, su un altro la sacca con il liquido ipercalorico. Accanto si trova il Cough-assist, un apparecchio altamente tecnologico che dovrebbe alleviare la tosse. Il tavolo da pranzo è disseminato di scatoline di farmaci in mezzo alle quali si intravedono dei fogli su cui mio padre ha annotato i dosaggi e tiene il conto di quello che prende nel giusto ordine. Ognuna di queste compresse è di vitale importanza; non voglio neanche pensare a quello che succederebbe se d'un tratto ci fosse un problema di rifornimento.

Nella stanza fa freddo. Con le alte temperature Franziska non riceve abbastanza aria, così il riscaldamento è basso. E neanche il camino può essere usato ovviamente, perché il fuoco consumerebbe altro ossigeno. Poiché fuori ci sono temperature glaciali – di notte qui in Hochtaunus il termometro scende fino a quasi venti gradi sotto zero – anche dentro casa vengono subito i brividi. Ma sono stata avvisata in anticipo, e io e mia figlia abbiamo indossato i pullover più spessi e caldi che abbiamo. Anche Franziska e i miei genitori sono vestiti a più strati uno sopra l'altro. Sicuramente siamo uno spettacolo curioso così imbacuccati nel soggiorno, intorno a due tavolini avvicinati l'uno all'altro, dove mangiamo, dato che il tavolo da pranzo funge da farmacia.

Come al solito, Franziska mangia solo due forchettate e dà l'impressione di aver consumato le sue ultime forze. È pallidissima. Alla conversazione partecipa appena perché respira con fatica. Se dice qualcosa, lo fa trascinando le parole e a voce talmente bassa che dobbiamo letteralmente trattenere il respiro per capirla. Dai suoi commenti però si capisce che ascolta con attenzione, e quel che dice è arguto e intelligente come sempre. Sembra che, fino alla fine, la malattia e la carenza d'ossigeno non abbiano affatto intaccato il suo cervello e la sua capacità di pensare, un privilegio a doppio taglio perché vuole dire che vive tutto il suo calvario in modo profondamente consapevole.

A dispetto della sua evidente debolezza fisica, dopo pranzo Franziska mi chiede di lavarle i capelli. Proprio come prima, continua a occuparsi della cura del suo corpo con rigida disciplina. Andiamo in bagno, e lei spinge il carrello con l'alimentazione artificiale accanto a lei. Non possiamo staccarla: è un procedimento complicatissimo che può essere eseguito solo da tecnici, per questo durante il lavaggio dobbiamo fare molta attenzione. Io porto il respiratore. Franziska ha ricevuto anche uno zaino in cui può infilare e trasportare la bombola di ossigeno, ma questo funziona solo in teoria. In pratica è troppo debole per farlo. Quando deve andare in bagno, nostra madre deve accompagnarla con l'ossigeno. Questa cosa mi sconvolge molto oggi, perché l'apparecchio è davvero molto leggero quando lo prendo in mano. Quanto deve essere debilitata una persona per non riuscire a portare questo peso?

In bagno, anche se è distante solo qualche passo dal soggiorno, Franziska deve prima riprendere fiato, è allo stremo delle forze dopo il breve tragitto. Si aggrappa forte al lavandino e si piega in avanti respirando con affanno. Io le sto accanto, il respiratore in una mano, lo shampoo per i capelli nell'altra.

Aspetto.

D'un tratto alza lo sguardo verso di me. Per qualche secondo, l'espressione del suo viso cambia. A parte rare volte, nelle ultime settimane appare sempre più tranquilla, sembra aver trovato nonostante tutto una sorta di pace interiore. Adesso nel suo sguardo non c'è nulla di tutto questo. Quel che vedo nei suoi occhi profondamente incavati è pura disperazione, paura della morte, tormento, quasi panico.

«Che disastro» dice in un ansito. Le dita delle sue scheletriche mani serrate in un pugno. «Tutta la mia vita è un disastro!»

E subito la stessa paura, lo stesso terrore che vedo nel suo viso si riverbera dentro di me. Ingoio il nodo che mi serra la gola, cerco di mantenere la calma. «No, non è così. Non è vero. Non tutta la tua vita...»

Vedo che le sue gambe cominciamo a tremare perché questo sfogo le costa molta fatica.

«Cosa ho fatto per meritarmi questa morte?» chiede. Non sembra che la domanda sia rivolta a me. Forse al destino, a Dio... non so. So solo che non so darle una risposta, e comunque non in questo mondo. Forse più in là.

Mi avvicino a lei, appoggio lo shampoo e le metto un braccio intorno alle spalle magre. Rimaniamo così per qualche minuto. Percepisco che si è calmata. A me invece gira la testa, tanto sono sconvolta e disperata. Questa breve conversazione, questi attimi in bagno, nella casa in cui siamo entrambe adulte, in seguito prenderanno forma dentro di me e mi scorreranno davanti senza darmi tregua. Non mi faranno più dormire, non mi faranno più lavorare, non mi faranno più ridere.

Arriverà il giorno in cui crederò di non poter più vivere.

Alla fine Franziska fa scivolare dolcemente il mio braccio dalle sue spalle.

«Mi dispiace ma respiro ancora peggio se mi tieni così stretta» sussurra. Si è ripresa, sembra ferma e decisa. «Cominciamo?» chiede.

«Certo» rispondo, appoggio la bombola di ossigeno e apro lo shampoo.

È l'ultima volta che le lavo i capelli.

## 2

Domenica, 5 febbraio. Un'altra settimana è passata. Ho parlato con Franziska al telefono tutti i giorni, ma non ci siamo viste. Ancora oggi non riesco a pensare al fatto di aver sprecato tutto questo tempo senza farmi prendere dalla disperazione. Se avessi saputo quanto era vicina la sua morte, sarei andata da lei ogni giorno. Avrei cercato di sfruttare ogni singolo secondo. Ma siccome pensavo di avere ancora tanto tempo mi sono occupata di cose che a quanto pare non potevano aspettare, soprattutto del mio lavoro. Oggi mi chiedo spesso come ho potuto non capire quale ambito della mia vita avesse la priorità.

So che i miei genitori si occupano di mia sorella ventiquattr'ore su ventiquattro. Non viene mai lasciata sola neanche per un momento, c'è sempre qualcuno con lei. Non le serve altra compagnia. Ancora oggi non penso che le sia mancata la mia presenza fisica in questa settimana.

Tutto questo è piuttosto un problema solo mio, che riguarda il modo in cui io vado avanti nella mia vita. Continuo a vedere questo tempo come un'occasione persa per stare insieme. Non potrò mai perdonarmi di aver sprecato la settimana dal 29 gennaio al 5 febbraio in modo così sconsiderato.

Franziska non sta bene: di notte è tormentata da gravi attacchi di tosse e non riesce più a dormire bene. Mia madre racconta che, stando seduta – a causa della sensazione di soffocamento non riesce più a stare distesa –, per la stanchezza si assopisce e le cade sempre la testa in avanti, indietro, di lato.

Quando parliamo al telefono però non sembra star male. Al suo modo di parlare esitante, mi sono ormai abituata. Ridiamo persino insieme. Franziska mi sembra chiaramente ristabilita dal punto di vista psicologico. All'inizio della settimana viene pesata in ospedale e viene fuori che continua a prendere peso. Questo intimamente le dà un'enorme spinta. Spero che con questo libro io riesca a trasmettere quanto siano importanti le notizie positive per i pazienti con gravi malattie. In tutti gli anni accanto a Franziska, ho potuto vedere io stessa quanto migliorava subito sia nell'animo sia nel fisico quando, tra le prognosi a lungo termine giuste e sbagliate e le notizie negative, d'un tratto spuntava un medico che le faceva solo coraggio. Sebbene dicendo questo mi schieri completamente contro la tendenza dominante nell'ambiente medico caratterizzata dalla spietata franchezza, non sottolineerò mai abbastanza quanto sia sorprendentemente efficace infondere ottimismo per alleviare i disturbi fisici, dai dolori per la nausea fino alla difficoltà respiratoria.

Dunque, nonostante la mancanza di sonno e la tortura della stanchezza, in queste ultime settimane della sua vita, dal punto di vista psicologico Franziska è molto più stabile e forte rispetto al terribile periodo in cui era ricoverata nella clinica in Baviera. È contenta di avere sempre intorno i suoi genitori. Di essere di nuovo a casa. È naturale che abbia comunque nostalgia di suo marito e dei suoi figli.

«Sogno soprattutto» mi ripete sempre «di ritornare alla mia vita di tutti i giorni. Alla vita normale. Di passeggiare nel mio giardino a casa con tutta la mia famiglia e i miei animali intorno. Sarebbe il mio paradiso.»

Questo 5 febbraio, ci telefoniamo presto al mattino. In tarda mattinata un'altra volta. Non c'è niente di nuovo, tutto sembra a posto considerata la situazione. Nulla lascia presagire l'incombente catastrofe.

Intorno alle tre e mezzo del pomeriggio parlo per l'ultima volta con mia sorella. Mi racconta molto compiaciuta che per la prima volta da settimane è riuscita a lavarsi i capelli da sola. Nostro padre le ha montato uno specchio in soggiorno in modo che lei possa anche asciugarseli da sola standogli seduta di fronte.

«È andato tutto liscio» mi dice felice.

Anch'io mi faccio subito prendere dall'ottimismo perché a quanto pare l'episodio dimostra che con l'aumento di peso lei comincia a riacquistare anche un po' di forze. Forse, penso, il piano sta funzionando e anche i muscoli dei polmoni si rinforzeranno. Così potrà respirare meglio. E tutto diventerà più sopportabile.

L'ultima conversazione con Franziska è molto allegra. Ricordo che ridiamo, diciamo stupidate. Ricordo che persino la sua voce ha un tono migliore.

Quella sarà l'ultima volta nella mia vita che sentirò la sua voce.

Alla fine ci salutiamo.

«Ti richiamo stasera» dico.

«Okay, a più tardi» dice.

Sono quasi le diciotto. È già piuttosto buio fuori. Io sono in soggiorno a leggere un libro. Squilla il telefono, e io rispondo distratta.

È mia madre. Sembra completamente sconvolta. «Credo che siamo alla fine» dice, o meglio urla tra un singhiozzo e l'altro, sforzandosi di mantenere la calma. «Vieni presto. Vieni presto!»

«Cos'è successo?» Mentre le faccio la domanda, sento che le gambe mi cedono. Mi siedo su una sedia, ma mi rialzo subito. Il cuore comincia a battermi talmente forte che non riesco a star ferma.

Mi dice che davanti alla loro casa c'è un'ambulanza con il lampeggiante acceso, che due sanitari hanno già portato fuori Franziska e che è appena arrivato il medico di pronto soccorso.

«Perché non partono?» grida mia madre. «Cosa aspettano?»

«Cosa succede?» grido anch'io. Mio marito si precipita dal suo studio. Io tremo come una foglia. «Mamma, cosa sta succedendo?»

Mi arriva solo qualche frammento su un'improvvisa emorragia perché a un certo punto mia madre mette di colpo giù il telefono e, come vengo a sapere in seguito, corre in strada perché vuole andare anche lei in ambulanza. Grida al medico di farla andare immediatamente da sua figlia, ma i sanitari la spingono indietro quando tenta di salire. Le danno invece la vestaglia che indossava Franziska; è tagliata sul davanti perché non hanno avuto il tempo di aprire la cerniera.

«Voi non potete salire» dice il medico ai miei genitori. Anche mio padre è in strada. I vicini si affacciano alle finestre. La luce blu lampeggiante attira la loro attenzione.

Io, a Wiesbaden, vado avanti e indietro nel soggiorno, il telefono in mano, cercando di mettermi in contatto di nuovo con i miei genitori. Ancora non so esattamente quel che è successo, sto per impazzire. Klaus prova a tranquillizzarmi, ma qualunque cosa dica mi scivola addosso. I miei genitori non rispondono. Dove sono? Cosa è successo a mia sorella?

Rifaccio il numero. Lo lascio suonare all'infinito.

Prendo le chiavi della mia auto, e mi precipito fuori, così come sono, senza cappotto e stivali. «Vado lì.»

C'è un'ora di strada in macchina per arrivare dai miei genitori da Wiesbaden; nel frattempo è calata la sera e io sono assolutamente sconvolta. Klaus mi trattiene. «In queste condizioni non puoi guidare. Se è necessario, ti ci porto io, prova a richiamare!»

Riprovo.

Riesco a parlare con mia madre solo mezz'ora dopo. Alla fine, l'ambulanza con Franziska è partita e la stanno portando nell'ospedale di Bad Homburg. Mio padre la segue con la macchina ma i sanitari gli hanno ordinato di non cercare di stare al passo dell'ambulanza che viaggia con le sirene spiegate a grande velocità. Mia madre, la cui pressione è di nuovo impazzita, si è lasciata convincere ed è rimasta a casa.

Finalmente mi racconta cosa è successo durante il pomeriggio.

Sono tutti e tre in soggiorno: mio padre, mia madre e Franziska. L'atmosfera è tranquilla e rilassata. Franziska, piuttosto stanca per tutto quel che è riuscita a fare oggi, sonnecchia. I miei genitori leggono. Ogni tanto si rivolgono qualche parola, la tosse di Franziska in sottofondo. Ma è normale, e non le viene neanche uno di quei suoi tremendi attacchi di tosse, che talvolta sembrano interminabili.

Il giorno prima, un'ottica era andata da lei per adeguarle gli occhiali da lettura che le sarebbero stati consegnati appena pronti la settimana dopo.

In serata aspettano il servizio di assistenza a domicilio con la dose di alimentazione artificiale per la notte.

Tutto, come sempre, prevede che ci sia un domani.

Verso le cinque e mezza, Franziska ha un nuovo attacco di tosse non più preoccupante del solito, ma piuttosto un tantino più violento. Mia madre alza il suo sguardo dalla pagina e vede che Franziska prende un fazzoletto e se lo porta alla bocca.

Il fazzoletto si colora di rosso.

Mia madre balza in piedi.

Franziska allontana il fazzoletto dalla bocca e lo fissa.

«Ospedale!» dice in un ansito. È una richiesta.

«Cosa succede?» chiede mio padre, accortosi anche lui dell'accaduto.

Franziska riesce a pronunciare ancora solo una parola, l'ultima parola della sua vita: «Aiutatemi!»

Da quel momento in poi non dice più nulla, non reagisce più a quel che la circonda. Sembra cadere in uno stato di shock, i suoi occhi diventano vitrei, guardano nel vuoto. La lingua le si muove in bocca. Sulle sue labbra compaiono piccole gocce di sangue.

Mia madre è già nell'altra stanza al telefono e chiama il pronto soccorso. Chiede un'ambulanza e un medico: «Presto, più presto possibile!»

«Calma, calma» dice l'uomo all'altro capo del telefono, prendendola evidentemente per un'isterica: «Cosa è successo di grave?»

«Un'emorragia polmonare» risponde mia madre. Lo dice per mettergli fretta. Ma allo stesso tempo pronuncia la diagnosi giusta.

I miei genitori rimangono accanto a Franziska fino all'arrivo dell'ambulanza. Mia madre la tiene in braccio.

«Non morirai» le sussurra. E ancora: «Te lo prometto! Te lo prometto!»

Franziska non reagisce. È sveglia, ha gli occhi spalancati, è seduta con la schiena dritta. Ma non è lì. Non capisce quel che accade.

I sanitari, non fidandosi del tutto di quel che ha detto loro mia madre, si presentano inizialmente senza medico. Quando entrano in soggiorno la situazione diventa incandescente perché Bella, la mansueta cagna dei miei genitori, un incrocio di pastore tedesco, si mette tra Franziska e la porta, e ringhia e digrigna i denti. Non ha alcuna intenzione di far avanzare anche solo di un passo i due estranei, vuole difendere Franziska dal presunto attacco. Con uno sforzo immane, mio padre riesce a trascinare il grosso animale nella stanza accanto, e a chiuderlo dentro. Nel frattempo i sanitari lanciano una sola occhiata a mia sorella e subito uno dei due tira fuori il cellulare e richiede con urgenza il medico.

Quindi Franziska viene portata fuori.

Neanche in questo momento, Franziska mostra la minima reazione.

In ambulanza viene sedata e intubata, e stabilizzata per poter superare il viaggio fino in ospedale. Poiché queste operazioni di stabilizzazione durano più di mezz'ora, capiamo quanto deve essere critica la situazione.

Quando mio padre arriva a Bad Homburg, Franziska è già nel reparto di terapia intensiva.

Mio padre parla con il medico di turno, e dopo va da sua figlia che giace su un letto emaciata e moribonda. Il suo viso è contratto in una smorfia che riflette in modo terribile le torture subite negli ultimi anni e nelle ultime ore.

«Sapevo che l'addio era cominciato» dice mio padre in seguito. E sono i segni chiaramente visibili della sofferenza sul suo viso che lo portano a decidere di comunicare al medico che la famiglia di Franziska non vuole tenerla in vita a ogni costo, soprattutto se questo significa tenerla in vita in modo artificiale senza la prospettiva di ritornare a una qualità della vita normale.

Poiché Franziska è sposata, il dottore vuole parlare di questo aspetto con il marito. In serata, telefona a Christian. Anche mio cognato chiede che Franziska non sia tenuta artificialmente in vita.

Poi si mette in macchina e viene da noi a Wiesbaden.

# 3

Lunedì, 6 febbraio. Franziska ha superato la notte. Come prima è ancora sotto sedativi e attaccata a un respiratore artificiale.

Mia madre telefona al dottor Althoff in mattinata. È appena arrivato da Berlino e quindi non può dire nulla di più preciso, ma almeno per il momento sembra che la situazione non sia peggiorata. Le condizioni sono stabili. Per questo – e anche per non piombare tutti e quattro insieme in terapia intensiva – inizialmente in ospedale ci andiamo solo io e mio cognato.

Siamo fuori dall'orario ufficiale delle visite, ma il dottor Althoff ha detto che possiamo andare in ogni momento. Tuttavia nessuno ci lascia entrare nel reparto. Passa un bel po' di tempo prima che compaia un'infermiera e ci preghi di avere pazienza. Il dottore è impegnato con Franziska; ci invita a tornare tra un'ora.

Naturalmente voglio subito sapere se è successo qualcosa di grave, ma lei elude la domanda. «Non posso dirle niente adesso. Tornate tra un'ora.»

Io e Christian giriamo senza meta per l'ospedale, sempre più in ansia. Alla fine ci sediamo, uno a fianco all'altro, su due sedie di plastica in un piano qualsiasi, lo sguardo fisso nel vuoto.

Prima ancora che sia passata l'ora, siamo di nuovo davanti alla porta della terapia intensiva. Ci lasciano entrare e ci indicano una stanza vicina, dove indossiamo abiti sterili.

«Ancora un attimo» dice l'infermiera, «e veniamo a prendervi.»

Dunque aspettiamo ancora. Non posso portare la borsa con me, così la ficco in un armadietto e appendo al polso la relativa chiave. Io e Christian ci infiliamo un camice bianco, lungo fino quasi al pavimento, che ciascuno di noi lega sulle spalle all'altro. Ci sediamo. Christian, immobile, non dice una parola, io intreccio freneticamente le mani. Entrano altri visitatori, quattro persone che, stando alla conversazione piuttosto rumorosa e vivace, vogliono fare visita a «zio Gustav». Zio Gustav sembra non stare male quanto mia sorella, così i suoi parenti sono più allegri. Indossano il camice e cominciano a ridere a crepapelle, poi alla fine cominciano persino a farsi fotografie. Si danno un gran daffare per coinvolgerci nella loro allegria. Christian però non fa una piega, sembra una statua di granito, non li degna nemmeno di uno sguardo, figuriamoci risponder-gli in qualche modo. Io mi limito a qualche commento cortese.

Nel frattempo penso: perché non andiamo da Franziska? Perché ci vuole così tanto?

Aspettiamo quasi un'altra mezz'ora in questo limbo, poi finalmente spunta il dottor Althoff. Io mi precipito da lui, gli porgo la mano.

«Come sta?» È la mia prima domanda. Dopo mi riscuoto in un certo senso, e presento Christian.

Il dottor Althoff ci chiede di seguirlo. Ci conduce in una sorta di sala conferenze – tavolo grande, molte sedie, una macchina per il caffè – e chiude la porta.

Il mio cuore va all'impazzata. Non promette bene. Ho un nodo in gola, non riesco a deglutire.

Siamo in piedi vicino al tavolo.

Il dottor Althoff ci guarda con espressione seria. «Non ho buone notizie» dice.

Aspettiamo. Ho l'impressione che tutto l'edificio tremi per la mia tachicardia.

Il dottor Althoff ci spiega che Franziska ha avuto un'emorragia polmonare, che un'arteria si è rotta e non può essere richiusa.

Finora le ha tentate tutte per fermare l'emorragia. Invano. Nel frattempo i valori di Franziska sono peggiorati al punto da fargli pensare che morirà da un momento all'altro.

Mentre noi vagavamo per l'ospedale, mentre ce ne stavamo rannicchiati sulle sedie, mia sorella poteva essere già morta.

Cominciano a rimbombarmi le orecchie. La voce del dottor Althoff si avvicina e poi si allontana. Sento la fronte sudata.

Al momento si è stabilizzata. Si è formato un embolo che ha chiuso il punto d'uscita dell'arteria arrestando temporaneamente l'emorragia. Quindi la situazione resta comunque critica.

Alla fine riesco a dire qualcosa. «Allora mia sorella è viva?»

«Sì.» E capisco quanto gli sia difficile aggiungere: «Ma potrebbe non farcela. Morirà nelle prossime ore».

Sento solo un fragore assordante, le pareti e il pavimento mi si stringono intorno e cominciano a girare come in una spirale. Quasi non mi accorgo che il dottor Althoff e Christian mi sorreggono ciascuno da un lato, e poi mi fanno sedere su una sedia.

«Va meglio?» chiede il dottor Althoff.

Io faccio cenno di sì col capo. Riesco a sentire di nuovo. Sono di nuovo lì. La sala non gira più. L'attacco di sudore è passato.

Guardo il medico. «Lei è mia sorella» dico.

Come a voler dire: *Non è possibile, non può morire.*

«Lo so» dice dolcemente.

Christian è grigio in volto. «Possiamo andare da lei?» chiede.

«Sì» risponde il dottor Althoff.

Lei è così gracile, così pallida, così delicata: l'ombra di una persona nel grande letto. In bocca ha un grosso tubo. E comunque è attaccata a una quantità di tubicini collegati con delle macchine sulla testiera del letto. Uno schermo mostra curve di diversi colori, io riconosco il tracciato del suo battito cardiaco. Tutto sembra tranquillo e regolare. Ogni tanto si sente il bip di qualche apparecchio.

Mia sorella è in uno stato di forte sedazione e respira profondamente e regolarmente come mai durante gli ultimi anni. Niente più affanno.

Guardo il suo viso che mi è così familiare. Gli zigomi alti, le folte ciglia nerissime dei suoi occhi chiusi. I suoi lunghi capelli sparsi sul cuscino. La bocca sembra diversa, distorta dal tubo che va fino ai polmoni e che è stato fissato con del nastro adesivo sulle labbra.

Le prendo la mano. Ha la pelle calda e molto secca. Non porta anelli, da molto tempo ormai, neanche la fede. Le sue dita già sottili, molto affusolate, sono diventate talmente scarne che gli anelli non trovano più un appiglio.

Su una mensola vicino al letto è posato il suo orologio. E accanto ci sono le pantofole di pile che nostra madre le ha comprato qualche giorno fa per tenerle i piedi sempre caldi. Evidentemente le indossava quando è stata portata in ambulanza. E poi c'è il suo necessaire, che mio padre deve aver portato con sé ieri. Nella speranza che potesse usare ancora il suo spazzolino da denti e volesse pettinarsi.

Guardo queste cose e poi di nuovo mia sorella che giace davanti a me, che muore davanti a me.

Per sei anni abbiamo cercato e ricercato delle vie d'uscita affinché potesse continuare a vivere. Un altro ospedale, un altro medico, un altro specialista, un'altra cura. Noi tutti non ci siamo mai arresi, non abbiamo mai accettato un «No!» C'era sempre una possibilità, si ripresentava sempre una nuova opportunità di salvezza. Ha subito qualunque cosa, ha percorso ogni via che le si apriva davanti senza farsi scoraggiare da quanto poteva essere faticoso, doloroso.

Perché voleva vivere a ogni costo.

Quasi di riflesso mi rendo conto ancora una volta in questi attimi di come io scivoli subito indietro nel vecchio schema. Come la mia mente riprenda a frullare. Cosa posso fare? Dove posso trovare qualcuno che possa chiudere questa arteria? Come possiamo portarla lì? Come possiamo guadagnare tempo per trovare una soluzione?

Ma subito dopo il turbinio di pensieri cessa. Guardo questa fragile mano calda nella mia e accetto che è tutto finito. Che deve essere finito, perché nessuno deve farla soffrire ancora in modo così disumano, neanche noi. Realizzo che questa emorragia polmonare è una grazia di cui dobbiamo essere grati.

Quattro settimane fa ho implorato mia sorella di rimanermi accanto. Di non lasciarmi sola in questo mondo, perché non so, non ho la minima idea, non immagino come sarà vivere senza di lei.

Non lo so ancora, tuttavia mi chino su di lei e le sussurro: «Adesso va'. È tutto a posto. Non preoccuparti, ti prego. Lasciati andare, va'. Io ti raggiungerò presto».

Christian distoglie lo sguardo. Lotta con le lacrime.

Un'infermiera molto gentile porta un'altra sedia, affinché possiamo sederci entrambi. Ci offre del caffè, e posa una bottiglia di acqua minerale con due bicchieri sul tavolo. E anche un pacchetto di fazzoletti di carta.

«Rimanete pure quanto desiderate» dice. «E se aveste bisogno di qualunque cosa non esitate a chiamarmi.»

Fuori in corridoio passano le quattro persone che abbiamo conosciuto nell'anticamera della terapia intensiva, di ritorno dalla visita allo zio Gustav. Mi salutano cordialmente attraverso la porta aperta. Poi i loro sguardi si posano su Franziska e il loro sorriso si spegne. Adesso capiscono perché prima non eravamo in condizione di condividere la loro allegria.

Io e Christian siamo seduti ciascuno a un lato del letto, le mani di Franziska nelle nostre. Stranamente non piango. Guardo mia sorella, e tutto quel che sento è amore. Non ho mai sentito un amore più forte, più completo e profondo nella vita. Un amore talmente grande che non c'è posto per la tristezza. È l'amore che ha sempre unito me e mia sorella, dal primo giorno. E che sopravvivrà alla morte.

Poi qualcuno mi tocca la spalla, mi volto.

Il dottor Althoff.

Sottovoce dice: «Non durerà molto. Chiamo i suoi genitori?»

Annuisco.

Franziska muore nelle prime ore del 7 febbraio 2012, all'una e venti di notte.

# Dopo

A Tschesie

Mi manchi.

Nei giorni successivi alla tua morte, ogni sera indugio sulla terrazza di casa nostra tremante nel freddo di febbraio, lo sguardo fisso al cielo. Ti cerco anche se so che non ti troverò. Mi manchi al punto che il dolore pervade ogni centimetro del mio stesso corpo.

L'unica cosa che voglio è venire da te. Un anno non basterà per accettare il fatto che invece per adesso devo rimanere qui. La nostra separazione è talmente assurda che da tempo ripenso a come poterla superare.

Mi mancano i nostri discorsi, il tuo acume, la tua ironia. La tua limpidezza. La tua inimitabile capacità di evidenziare con arguzia le debolezze umane, le tue come quelle del prossimo: con te erano meravigliose persino le critiche.

Mi manca il tuo senso dell'umorismo, il tuo spirito. La tua risata, tutto. Lo splendore dei tuoi occhi. La nostra confidenza. Le tue chiamate, le tue e-mail; i tuoi «Come stai?» Il tuo sincero e puro interesse per come rispondevo. Il tuo calore, la tua partecipazione, il tuo modo di preoccuparti sempre per gli altri.

Mi manca il tuo essere cronicamente e puntualmente in ritardo, mi manca il fatto di dover saldare il tuo conto sempre in rosso.

Mi manca la persona da cui potevo andare per ogni cosa da quando sono al mondo; per ogni offesa che mi veniva fatta, per ogni paura che mi assaliva, per ogni dubbio interiore, ogni ansia fondata o infondata che fosse.

Mi manca la tua consolazione, il tuo modo di tranquillizzarmi, di farmi ridere. Di trasmettermi un po' della tua pacatezza. Mi manca la forza con cui sei andata sempre controcorrente. Gli sguardi basiti, i no con la testa non ti hanno mai scalfito: hai condiviso un'idea solo quando te ne sei convinta tu stessa e non perché era popolare. Se necessario, ti opponevi alla massa e resistevi.

Non sei mai stata una vittima, neanche nei momenti più bui, più difficili della tua lunga malattia, e neppure nell'ultima clinica prima di Bad Homburg in cui sei stata trattata con disumana indifferenza. Non riuscivi quasi più a respirare, non eri mai stata più indifesa, eppure non hai lasciato perdere. Hai continuato a rispondere a tono a quelle infermiere e a quei medici sgarbati, se pure interrompendoti dopo ogni parola, finché il tuo interlocutore è stato costretto a rendersi conto alla fine di quanto lo disprezzavi.

Forse quel che mi manca più di te è la forza di cui hai dato più che mai prova nei lunghi sei anni in cui hai lottato contro la morte. La stessa forza cui io mi sono sempre affidata, anche senza rendermene conto.

Dopo la tua morte, io e anche i nostri genitori abbiamo ricevuto molte lettere di persone profondamente turbate e sconvolte perché non ci sei più. Ancora una volta abbiamo capito quanto sei sempre stata presente nella vita degli altri, quanto sei stata loro d'aiuto spontaneamente nei loro momenti difficili.

Una delle tue amiche mi ha detto: «Lei amava i fatti, non le parole».

Mai un pettegolezzo. Che un'amica avesse bisogno di aiuto in un momento di crisi della sua vita, che si trattasse di un cane destinato a essere soppresso o dei tuoi figli e dei loro amici che venivano da te con un problema: non ti sei mai tirata indietro. Alla tua già precaria situazione hai aggiunto il carico di persone sofferenti e animali torturati che hai cercato di aiutare. E soprattutto negli ultimi anni ti sei impegnata ben oltre le tue forze.

«Non si deve vivere per forza in questo mondo» mi hai detto qualche volta. L'assoluta integrità interiore era fra le caratteristiche fondamentali del tuo essere, per questo non sei mai stata capace di fare sconti al mondo e a tutto quel che vi accade. Non ti sei mai fatta illusioni, neanche e soprattutto quando si trattava proprio di te.

«Guardate dove l'anima non finge» diceva la mia insegnante di tedesco citando Thomas Mann, quando voleva spiegarci che non si può evitare di guardare in faccia la propria coscienza senza scusarsi e senza renderle conto della verità che vi si vede riflessa.

Queste parole mi tornano spesso in mente quando penso a te. Perché tu, quel punto in cui l'anima non finge, lo hai cercato molto, molto più di tante persone, molto più di me per esempio, e perché di conseguenza tu hai sempre orientato la tua vita secondo quello che vi hai trovato. Questo ha reso il tuo cammino talvolta tortuoso e irto di ostacoli: hai dovuto rinunciare al riconoscimento e in pochissime occasioni ti sei trovata d'accordo con la maggioranza. Ma per te erano più importanti l'onestà, la coerenza verso te stessa e la tua più intima coscienza.

Eri incapace di mentirti.

Eravamo così intimamente legate che da quando non ci sei più mi sento come amputata. Non sono più intera, sono rimasta la metà di quel che ero. È come se d'un tratto dovessi imparare a cavarmela senza gambe o senza braccia e questo è un processo che significa soprattutto una cosa: continue cadute. Un giorno fai qualche traballante passo avanti e credi di aver fatto un piccolo progresso. Il giorno dopo non riesci a fare il minimo movimento, resti immobile nella più totale impotenza e ti convinci che non riuscirai più a camminare. Qualche volta il dolore mi paralizza completamente. E penso che devo sopportare, non serve cercare di combattere questa condizione. Spesso, il giorno dopo o quello dopo ancora, da qualche parte ti giunge una buona notizia, ti rialzi e fai qualche altro passo in avanti.

Sono passati più di due anni da quando ci hai lasciati, e io ne sono ancora completamente sconvolta. Scioccata, come se non avessi avuto sei anni per rassegnarmi all'idea di perderti. E comunque penso che non riuscirò mai a parlare di «rassegnazione». Credo piuttosto che troverò il modo per convivere con il dolore, lo sgomento. In qualche modo troveranno il loro posto nella mia vita, come una sorta di zavorra che non avrei mai voluto trascinarmi dietro. E con cui cercherò di fare la pace per non avvelenarmi la vita. Sono certa che mi daresti un consiglio del genere.

Dove sei?

Sono già morte altre persone che conoscevo bene, i nostri nonni, qualche amico. Ma non avevo ancora mai perso una persona di cui sapevo tutto, con cui ero legata in modo sincero. È così insolito che tu sia andata in un posto, e non possa raccontarmi nulla di com'è e di quel che fai lì. Non ho più notizie di te e non è neanche possibile che io stessa mi metta in contatto con te.

È una vita così diversa da quella che ho conosciuto per quarantotto anni, che adesso ho la sensazione di aver perso la mia vecchia vita proprio come tu la tua.

Spero solo, dal profondo del cuore, che tu, ovunque tu sia, stia meglio di me in questo mondo. Per adesso io ho solo l'impressione di non sapere più dove sono, non ho idea del nuovo posto in cui sono andata a finire. Non lo vedo, non lo sento. Si nasconde dietro le molte immagini degli anni della tua sofferenza che mi scorrono in continuazione davanti agli occhi, soprattutto dietro quelle degli anni in cui respiravi sempre più a fatica.

Si nasconde dietro sentimenti come perdita, paura, solitudine.

Forse un giorno riuscirò a guardare oltre tutto questo, e forse quel che vedrò sarà più bello di quel che penso. Anche se non sarà mai come vederlo con te. La mia vita senza di te è solo una variante più cupa della vita con te, ma non si può scegliere.

Quando eri qui con me, non ti ho mai detto abbastanza quanto ti ammirassi. Soprattutto per la forza di volontà con cui sei andata per la tua strada. Persino quando non c'è stato più nessuno che ti ha dato coraggio, quando su di te incombeva una morte che si chiamava asfissia, hai mantenuto la testa alta. Ti sei lamentata e hai pianto così di rado. Hai accettato il tuo destino con la massima dignità e incredibile forza interiore.

Sei la persona più forte e coraggiosa che abbia mai conosciuto e per questo sono orgogliosa di te in un modo che va al di là delle parole. E, nonostante tutto, felice di esserti stata accanto per così tanti anni.

Grazie con tutto il cuore per essermi stata vicino.
*Tua sorella*

# Indice

# I romanzi di Charlotte Link

*La casa delle sorelle*
*La donna delle rose*
*Alla fine del silenzio*
*L'uomo che amava troppo*
*La doppia vita*
*L'ospite sconosciuto*
*Nemico senza volto*
*Venti di tempesta*
*Profumi perduti*
*Una difficile eredità*
*L'isola*
*L'ultima traccia*
*Nobody*
*Quando l'amore non finisce*
*Il peccato dell'angelo*
*Oltre le apparenze*
*L'ultima volta che l'ho vista*
*Giochi d'ombra*
*Sei nelle mie parole*

Fotocomposizione:
Nuovo Gruppo Grafico S.r.l. - Milano

Finito di stampare
nel mese di marzo 2015
dalla Grafica Veneta S.p.A.
di Trebaseleghe (PD)
Printed in Italy